OHSAMA BUNKO

疲れ・頭痛・肩こりが「脳内視力」で治った!

松本 康

三笠書房

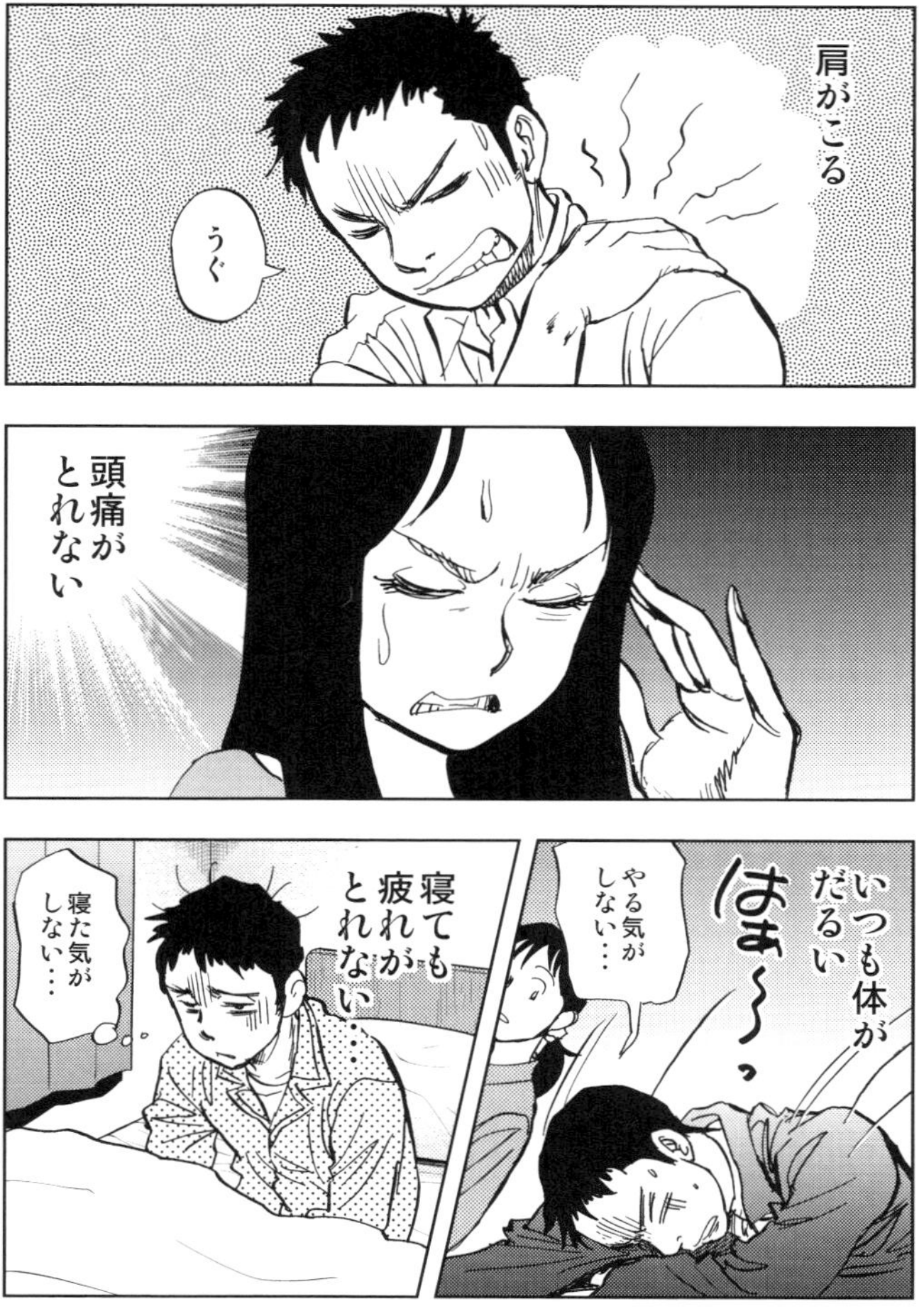
肩がこる
うぐ
頭痛がとれない
いつも体がだるい
はぁ～っ
やる気がしない…
寝ても疲れがとれない…
寝た気がしない…

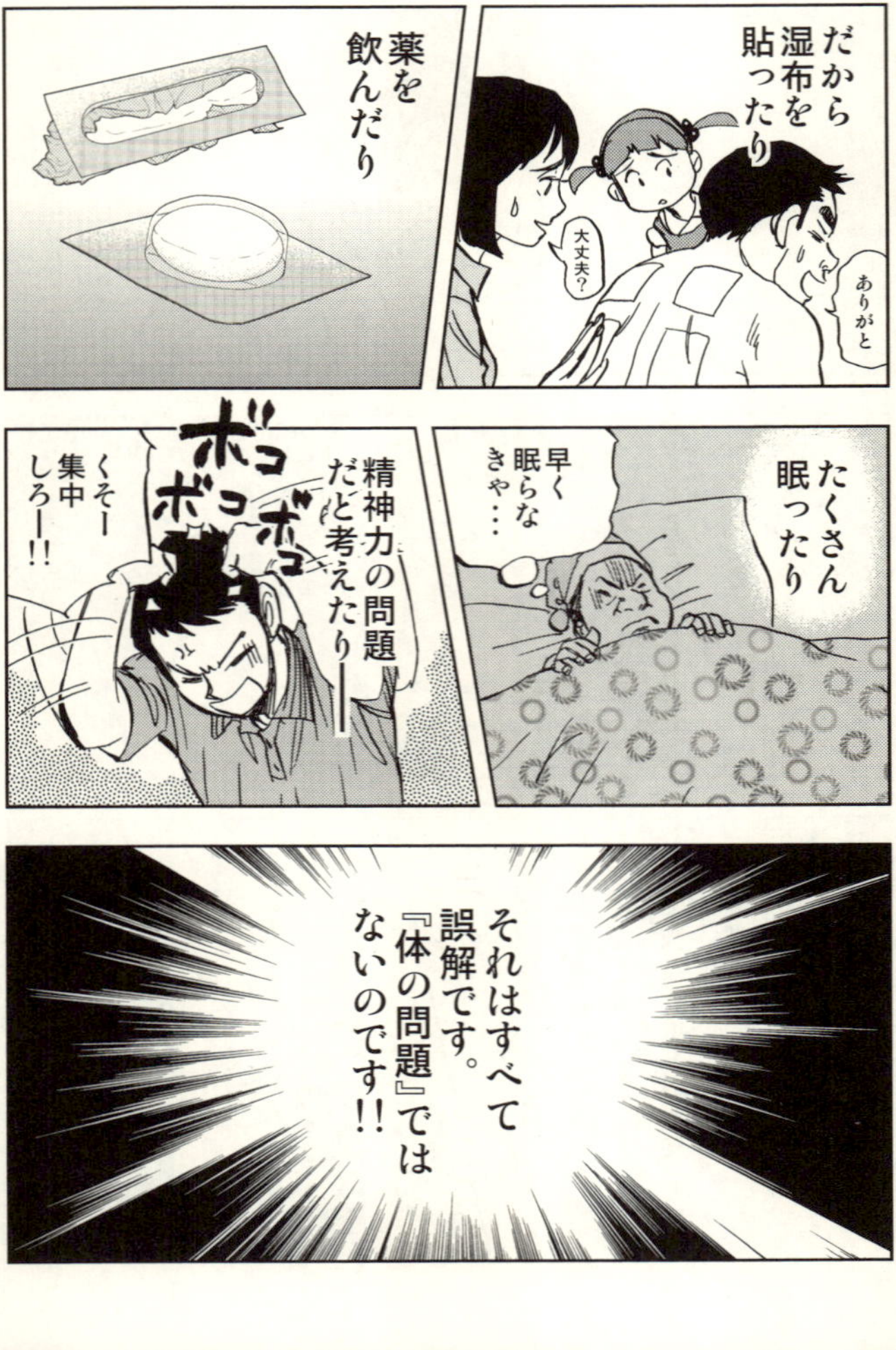
だから湿布を貼ったり
大丈夫?
ありがと
薬を飲んだり
たくさん眠ったり
早く眠らなきゃ・・・
精神力の問題だと考えたり――
ボコボコボコ
くそー集中しろーー!!
それはすべて誤解です。『体の問題』ではないのです!!

はじめに……なぜ、「慢性疲労」が日本の〝国民病〟になってしまったのか？

「なんだか疲れやすい」

「肩こりがひどくて……」

「特にこれといった理由はないのに、慢性的に体がだるい」

「頭を使いすぎているのか、頭痛がつらい」

「よく眠ったはずなのに、朝スッキリ起きられない」


あなたも、そんな疲れや不調、肩こりに悩まされてはいないでしょうか。

最近では、働き盛りの年代の方はもちろん、中学生のような若い世代までも、このようなんとも表現しがたい「疲れ」が蔓延《まんえん》しているようです。

こうした〝現代人病〟とも呼べるつらい症状を、あなたはこれまで、「体の問題」、あるいは「精神力の問題」などと、とらえていたのではないでしょうか。

たとえば、自分は体質的に疲れやすい、体が弱い、もう若くない、気合いで乗り切るしかない……とか。仕事柄仕方ない、一生つきあっていくしかない……とか。

そのせめてもの対策として、睡眠時間を確保するために四苦八苦したり、市販の頭痛薬が手放せなかったり、あるいはマッサージに行ったり、湿布を貼ってみたり……といったさまざまな対策をされてきたのではないかと思います。

しかし、おそらくそれらの方法は、あくまで不調を一時的に「やわらげる」ものにすぎず、根本的な原因を解決するわけではないことは明らかでしょう。

では、あなたのその疲れ・不調・肩こりが、なぜ解決されないのか。

それはズバリ、「体や心の問題」ではないからです。

それらは、「眼」の問題——より正確に言うと、あなたの「眼と脳の関係」から引き起こされているのです。

そして、この「眼と脳の関係」に気づき、改善することで、そうした不調を〝根本から〟めざましく解決できるのです！

私は、メガネ業界に25年間おり、オーダーメイドの完全予約制のメガネ店を営んで15年になります。そこで、1人1時間以上をかけながら検眼やカウンセリングを行ない、これまでに1万人の方の眼と向き合ってきました。

その経験から確信して言えるのが、前述した**「眼と脳の関係」の事実が知られていないがゆえに、あまりにも多くの方々が、本来悩まなくていいはずの疲れ・不調に苦しめられている**ということです。

これは、本書の中でこれからより詳しく説明しますが、欧米ではメガネは眼のための「医療機器」として、オプトメトリスト（検眼士）という専門家によって、入念な検査のもとにつくられています。

しかし、日本でのメガネは、ごく簡単な検査をするだけで、量販店などでも安価で販売されており「ファッション雑貨」のような扱いです。

直接体に身につける、人によってはなくてはならない重要な役割を果たすメガネが、帽子やマフラーと同じ雑貨の一つとして扱われているのが現状です。

この差はすべて、一般的に0・7だとか1・2だとかを測る「視力」だけでなく、前述した「眼と脳の関係」——私の言葉で言うところの**「脳内視力」**をどう調整していくか、という視点を持つかどうかにかかっているのです。そしてここにこそ、**日本人が〝世界で一番疲れている〟本当の理由**が隠されているのです。

本書では、私がこれまでの経験でつちかったすべての知識と、**「脳内視力」を改善するために今すぐ実践できるトレーニング法もあますところなく紹介**していきます。

この「脳内視力」の真実を知っていただくことで、1人でも多くの方が、今までの「視力の悩み」はもちろんのこと、肩こりや偏頭痛などのつらい不調の症状から解放され、その人本来の元気や能力を発揮できることにつながれば、これ以上うれしいことはありません。

松本　康

こんなことが思い当たるあなたは、「脳内視力不足」の可能性あり!

□頭痛持ちだ

□肩こりがつらい

□とにかく疲れやすい

□いつもなんとなく体がだるい

□睡眠をしっかりとらないと翌朝がつらい

□ちょっとパソコン作業をしただけでも
目や首が痛くなる

□集中力があまり続かない

□運動神経がない（特に球技が苦手）

□運転中、クルマをこする

□手先を使う細かい作業が苦手

□部屋の片付けが苦手

□気分が落ち込みやすい

もくじ

序章

頭痛・肩がこる・だるさが抜けない……その原因は〝ここ〟にあった！

――「〈脳内視力〉測定キット」（付録）で自己チェック

特別付録「〈脳内視力〉測定キット」の使いかた　47

1章

「脳内視力」が不足すると、毎日の生活で何が起こるか？

――日本人の〝3人に1人〟は、この現実に気づいていない！

2章

「眼と脳の関係」であなたも人生を損していませんか？

——集中力不足の落ちこぼれだった私が「脳内視力」で変わった

3章

驚きの体験！「脳内視力」がよくなると〝いいこと〟いっぱい！

――体が軽くなる・集中できる・心まで前向きに変わる！

4章

実践！〝眼と脳〟がみるみる元気になる「簡単トレーニング」

――1日3分！ 眼がよくなるだけで〝疲れない体〟に！

5章

〝感動の声〟、続々！「私も〝この見え方〟で、人生が変わりました」！

――この〝奇跡〟をあなたも体験してください！

漫画◎今谷鉄柱
イラスト◎石玉サコ

序章

頭痛・肩がこる・だるさが抜けない……その原因は〝ここ〟にあった！

――「〈脳内視力〉測定キット」（付録）で自己チェック

頭痛、肩こり、慢性疲労……
それは〝体の問題〟ではありません！

この本は、あなたが今抱えている体の悩み……肩こり、頭痛、だるさがなかなかとれないといった慢性的な疲労感や不調を、まとめて解決する本です。

そうした悩みの原因には、もちろんあなたが日々の仕事、家事、勉強などに追われ、忙しく過ごしていることもあるでしょう。

しかしながら、**そんな悩みをもつ日本人の3人に1人は「眼と脳の関係」に原因があるのです。**

「眼が原因」——？

そう言われても、「確かに自分には、近視（乱視、老眼）があるから、パソコン作業や本を読むと疲れやすいのだろうけれど、きちんと検査をして度が合ったメガネやコンタクトを使っているし……」と思われた方も多いと思います。

けれど、問題はあなたの眼の「視力」――つまり、眼科やメガネ店で調べられる「0・8」とか「1・2」とかいった「眼球視力」ではありません。

私が名付けた**「脳内視力」**というものに左右されているのです。

眼球視力が1・0ある人でも、脳内視力に問題があって、それゆえにさまざまな不調に苦しんでいる、という方はたくさんいるのです。

☆眼球視力……　眼科やメガネ店でいう〝一般的な視力〟。視力が0・5か0・8かなど

★脳内視力……　眼科やメガネ店では測っていない〝本当の視力〟。日本人の3人に1人に問題あり。慢性疲労の原因となっている

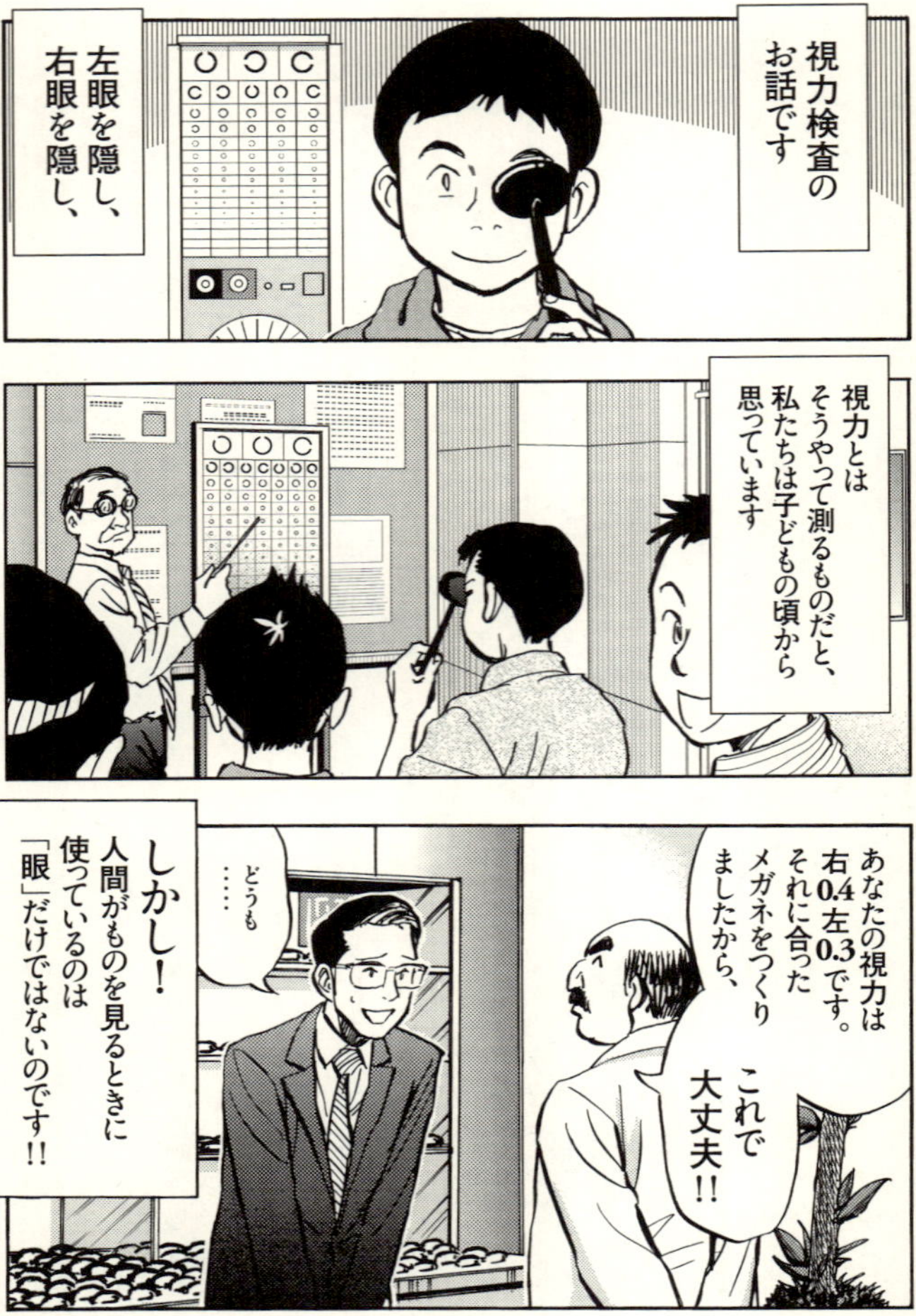
視力検査のお話です
左眼を隠し、
右眼を隠し、
視力とはそうやって測るものだと、
私たちは子どもの頃から思っています
あなたの視力は右0.4左0.3です。それに合ったメガネをつくりましたから、
これで大丈夫!!
どうも……
しかし!
人間がものを見るときに使っているのは「眼」だけではないのです!!

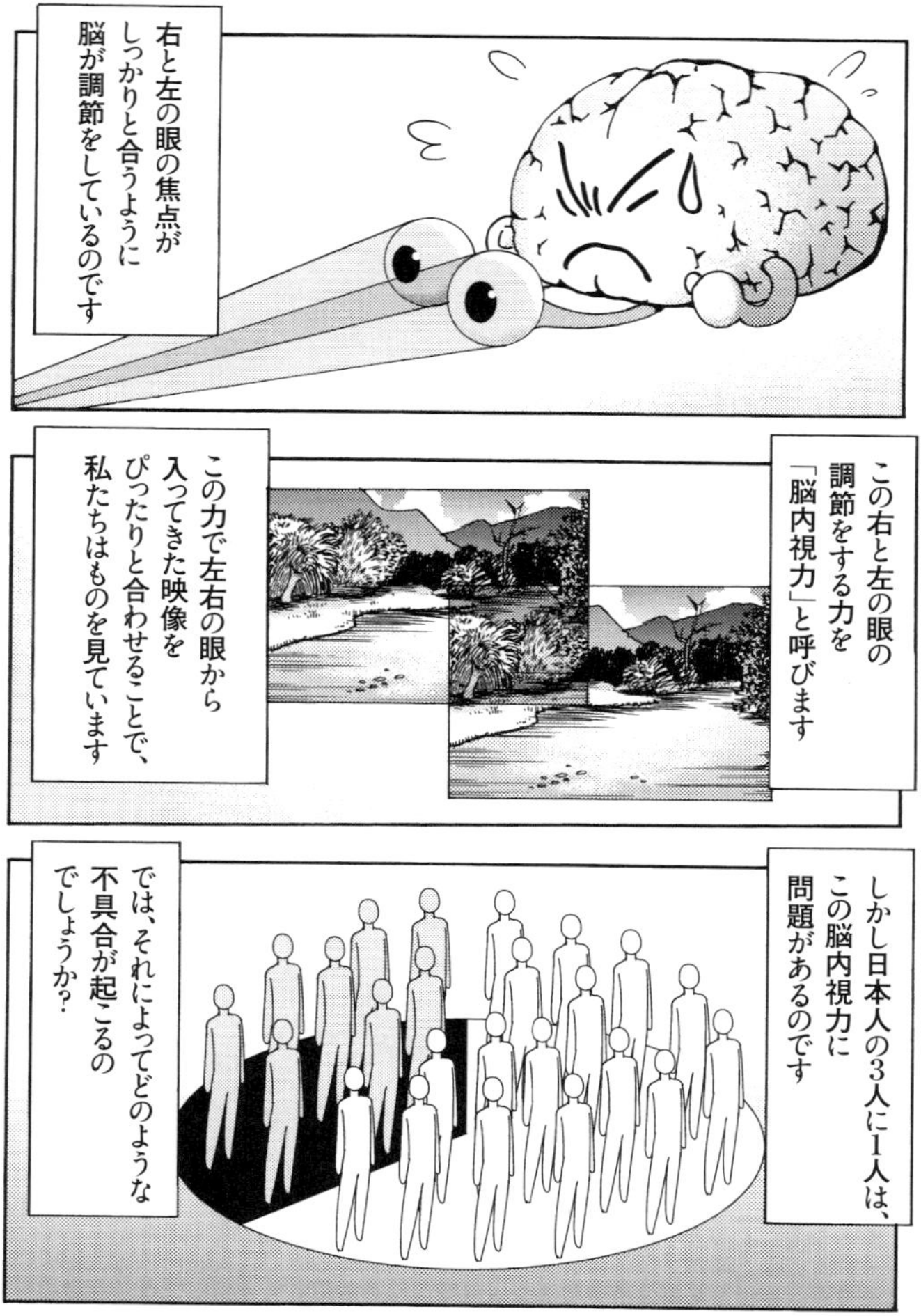
右と左の眼の焦点が
しっかりと合うように
脳が調節をしているのです
この右と左の眼の
調節をする力を
「脳内視力」と呼びます
この力で左右の眼から
入ってきた映像を
ぴったりと合わせることで、
私たちはものを見ています
しかし日本人の3人に1人は、
この脳内視力に
問題があるのです
では、それによってどのような
不具合が起こるの
でしょうか?

眼科では一般的に、次のような検査が行なわれています。

・右眼と左眼を片眼ずつ隠して「C」の向きを答える。
・器械をのぞきこみ、バルーンの画像を見て焦点を合わせる。
・放射線状に広がった線を見て、線の濃さの違いを調べる。

視力検査の結果、近視がわかったとすれば、

「あなたの視力は右が0・3、左が0・2です。処方箋を出しますからメガネをつくってください」

と言われます。そしてメガネ店では、その処方箋に合わせてメガネをつくり、

「右も左も1・0になりました。よく見えるでしょう？　よかったですね」

これで終わりです。

遠くが見えづらかったのが、メガネをかけることで見えるようになったという経験は多くの方がしていると思いますが、実はそれだけでは、本当の意味で〝見えるようになった〟とはいいきれないのです。

本当の視力＝眼球視力＋脳内視力！

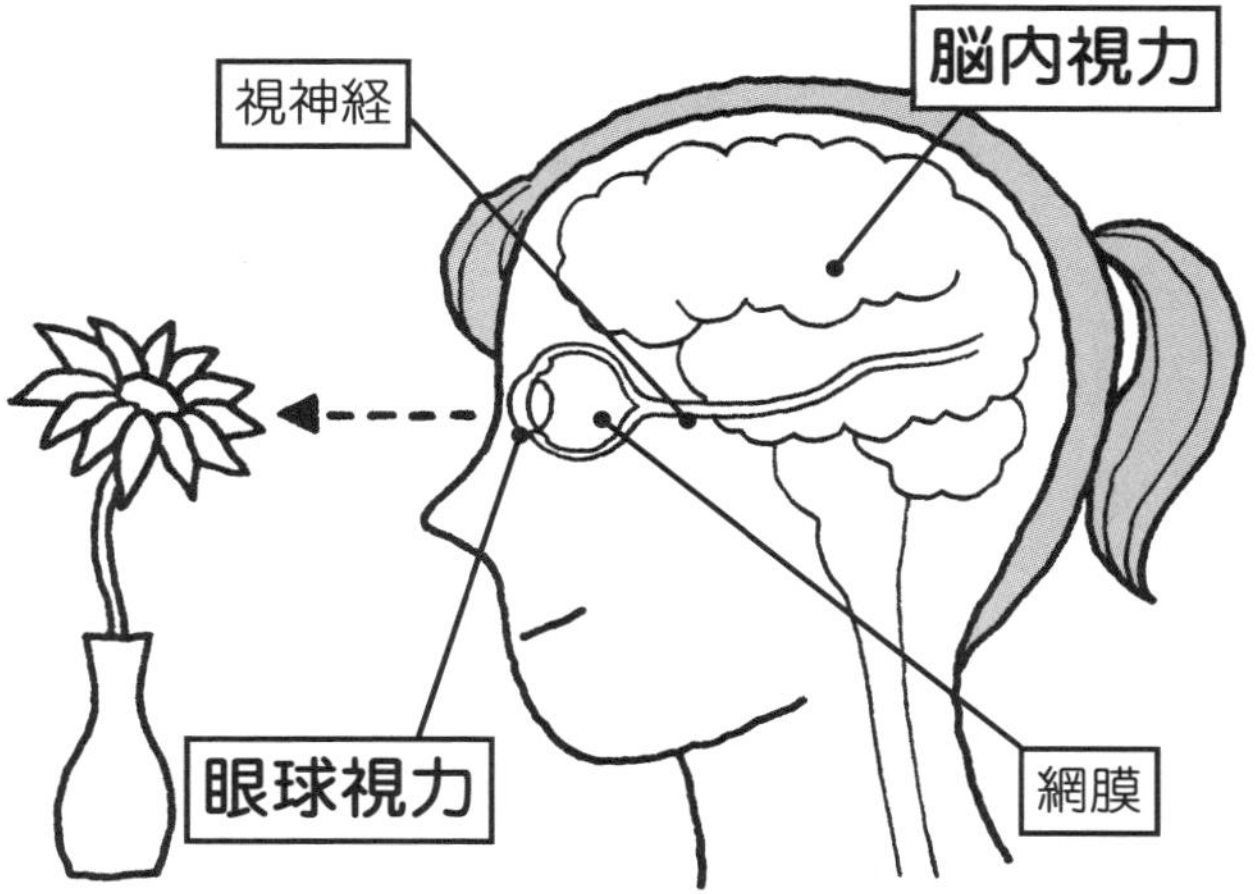

◯**眼球視力**……眼に映像が映っているか

◯**脳内視力**……「眼に映った映像」を脳が100％認識しているか

脳内視力に問題があると、
疲れ・肩こりの原因に！

なぜなら、これらの検査とメガネでは**「眼に映像が映っているかどうか」**しか調整していません。あくまで、その人の「眼球」に「映像」がどう映っているかを調べているだけだからです。

さきほど述べたところの「眼球視力」を調べているにすぎないのです。そして、こうした「眼球視力」の検査だけでは、あなたの〝本当の視力〟はわからないのです。

視力検査ではわからない〝本当の視力〟とは？

本書で一番お伝えしたいこと。

それは、**「本当の視力」＝「眼球視力」＋「脳内視力」**だということです。

「脳内視力」とは、その名の通り「脳が見る視力」のことです。

この視力で問われるのは、

「眼に入った情報が、１００％脳に届いているかどうか」

ということです。

眼に入った情報は、脳で処理されてはじめて認識されます。つまり**「ものを見る」**

ということは、「脳が見ている」といっても過言ではありません。

このとき情報が脳に１００％届いていれば、「本来のそのままの世界」がちゃんと見えており、「本当に眼がいい」といえます。

逆に、**裸眼で両眼とも１・５だとしても、脳に「両眼の映像」がクリアに届いていなければ、「本当に眼がいい」とはいえない**のです。

それでは、この「脳内視力」に問題がある場合、どのような不都合が生じてくるのでしょうか。

「疲れやすい人」と「疲れにくい人」——その差はここにあった！

私たちがものを見ると、その見たものが「映像」として頭に入ってきます。

これは人体のメカニズムとして、**「左眼から見えているもの」と「右眼から見えているもの」がそれぞれ別々に脳に届き、それが脳で一つの映像になるよう処理されて映し出されている**結果なのです。

目の前にあるものはもちろん一つですから、「左眼から見えているもの」と「右眼から見えているもの」が同じなのは当たり前のようですが、それが当たり前でなく、右眼と左眼の視線にズレが生じているために、**両眼でしっかり見ることのできない人が、3人に1人の割合でいるのです。**

この「3人に1人」の人が、本を読むとどうなるか。

右眼は1行目を見ているのに、左眼は5行目を見ている、という状態になります。しかし自分では、右眼と左眼が違うところを見ていることに気づきません。そのとき**脳は〝右眼と左眼のズレ〟を合わせようと必死で調整しています。**

脳は「もう、カンベンしてくれ〜！」と叫んでいるのですが、そこで「もうちょっと、もうちょっと」と読書を続けると、眼も脳も、文字を理解しようと神経を使い続けるので、脳内視力が正常な人の何倍も酷使してしまうことになるのです。

その**脳の酷使の結果として、眼の疲れ、頭痛、ひどい肩のこりなどの症状があらわれます。**それらは脳が〝抗議〟しているサインといってもいいかもしれません。

こうした左右の眼の「ズレ方」は人それぞれ違います。そのなかでも代表的なものをいくつかご紹介しましょう。

○左右の眼が、別々のところを見ている。

○右眼から入った情報が、70％しか脳に届いていない。

○左眼から入った情報が、脳に届くのが０・０５秒遅れる。
○右眼と左眼から入った情報が、交互に脳に届く。

たとえば、両眼のズレの度合いは、人によって1、2行のズレですんでいる人もいれば、5行から10行もズレている人もいます。

また、焦点が縦にズレている人もいれば、横にズレている人もいます。

それによって縦書きの文章はスイスイ読めるけれど、横書きの文章は読み直してしまうとか、あるいはその逆の人もいます。

あなたが、明らかに「縦書きのほうが読みやすい」とか「横書きのほうが速く読める」といった傾向があるなら、「脳内視力」に問題があるかもしれません。

あるいは、横も縦も両方ともズレている人もいますし、手前と奥にズレている人もいます。

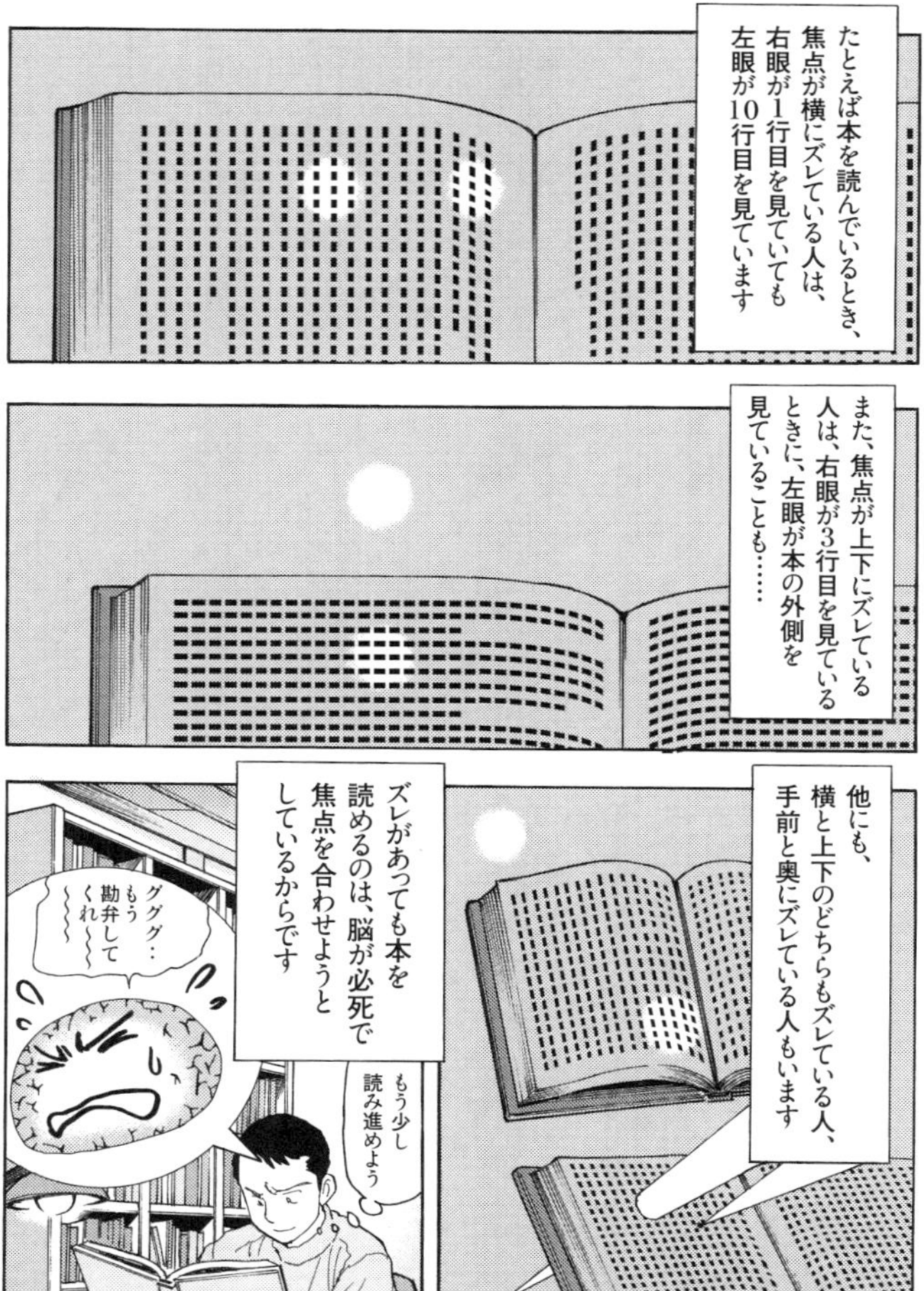
たとえば本を読んでいるとき、焦点が横にズレている人は、右眼が1行目を見ていても左眼が10行目を見ています
また、焦点が上下にズレている人は、右眼が3行目を見ているときに、左眼が本の外側を見ていることも……
他にも、横と上下のどちらもズレている人、手前と奥にズレている人もいます
ズレがあっても本を読めるのは、脳が必死で焦点を合わせようとしているからです
もう少し読み進めよう
グググ…もう勘弁してくれ〜〜〜

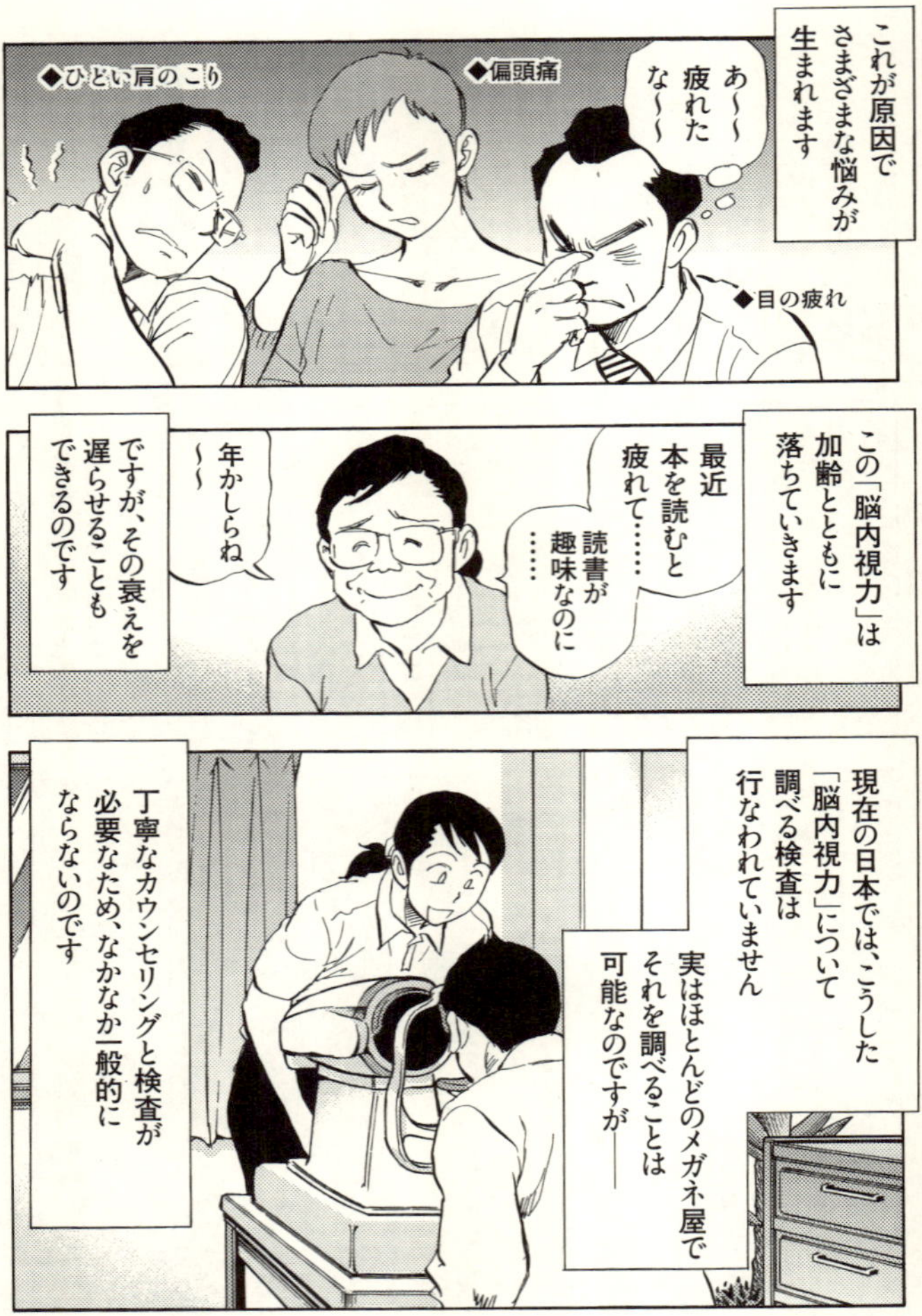
これが原因でさまざまな悩みが生まれます
あ〜〜疲れたな〜〜
◆偏頭痛
◆ひどい肩のこり
◆目の疲れ
この「脳内視力」は加齢とともに落ちていきます
最近本を読むと疲れて……
読書が趣味なのに……
年かしらね〜〜
ですが、その衰えを遅らせることもできるのです
現在の日本では、こうした「脳内視力」について調べる検査は行なわれていません
実はほとんどのメガネ屋でそれを調べることは可能なのですが——
丁寧なカウンセリングと検査が必要なため、なかなか一般的にならないのです

この**「左右の眼から入る情報」を脳が補正することの難しさ**は、脳科学者も指摘しています。

たとえば子どもが机で勉強するとき、ほおづえをつきながら暗記をしようとするのは、必要以上に脳に負担をかけることになるそうです。

なぜなら、実際にしてみるとわかりますが、ほおづえをつくと顔が傾いて左右の眼の高さが変わります。すると、机の上の教科書から眼までの距離が左右で変わるので、脳に情報を取り入れるために、余分に労力を必要とすることになるのです。

その**脳の処理だけで、眼や脳の疲れにつながりますし、子どもの学習のハンディにもつながってしまう**というわけです。

あなたの眼と脳は猛烈にがんばっている

こういう人は、仕事や勉強で文字を追うと、どうしたって他の人と比べて読み直しや読み飛ばしが多くなり、眼や脳にも負担がかかり、体も疲れやすくなります。

ですから、内容がすんなり頭に入ってこなかったり、読むのが遅くなったり、集中して読めなかったりするのです。

「何時間もかけてパソコンで文書をつくったり、文字を読んだりすると、ひどく疲れませんか？」

私のところにいらしたお客様にこうたずねると、たいていの方が思い当たります。

「そうなんです。内勤でパソコンで一日作業した日は、営業で外回りをした日の何倍も疲れがひどくて、寝ても寝ても疲れがとれなくて。これは、ただの残業疲れだと思っていました」

「脳内視力」の問題が疲労を倍増させているのに、ただの「残業疲れ」だと思っていたら、体のだるさはなくなりません。そこに気づいて、たとえば仕事の配分を工夫するだけでも疲労感はずっと軽くなるのです。


なかには、左右の眼の焦点がズレているにもかかわらず、人並み以上にバリバリ働いている人もいます。

どうしてバリバリ働けるかというと、そもそも左右の眼の焦点がズレていることが

「パソコンに向かうと疲れる」のは、「脳内視力」不足が原因です！

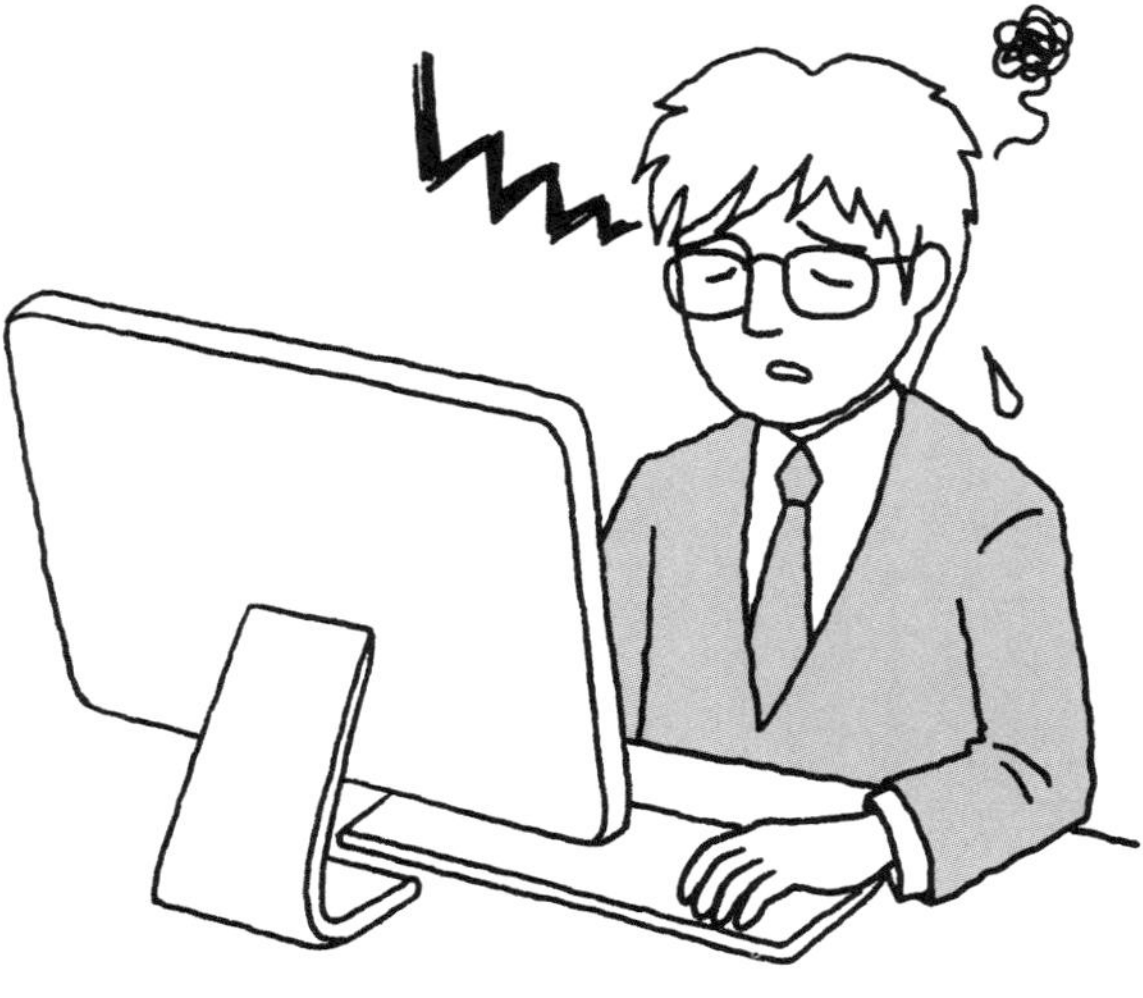

“気合いと根性の問題”と、
無理していませんか？

わかっていないので、「あ〜あ、きついなあ〜」と感じながらも、**いわば気合いと根性でパソコンに向かっているわけ**です。

しかし、「脳内視力」に重度の問題があると、気合いと根性だけではどうにもなりません。資料読みや書類づくりに他の人より時間がかかり、**「一生懸命やっているんだけどな……。どうしてこんなに仕事が遅いんだろう」**と悩むことになります。

本来〝悩まなくていいはず〟の疲れから解放される!

これが幼い子どもの場合は、他の子どもはみんな文章を1回読んだだけで理解できるのに、自分は3回も4回も読み返さないと理解ができません。

そうなれば「自分はバカなのかな……」という劣等感につながり、しまいには勉強嫌いになりかねないのです。

「脳内視力」の問題を放置したまま、むやみやたらとがんばって倒れたりしては元も子もありません。

もしあなたがこれらのパターンにあてはまっていたとしても、人と比べて「自分はダメだ」と落ち込む必要はありません。

自分の「脳内視力」の状態をわかった上で、できるだけ改善を心がけ、毎日を快適に送ることが大切です。

現実に、こうした「脳内視力」が改善すると、ものの見え方はまったく変わってきます。人によっては、それは見たことのない、別の世界といっていいかもしれません。そして、眼に映った情報が脳にストレスなく届くようになれば、負担が軽減されて、首、肩のこりもラクに改善されます。

3人に1人というのは、決して少ない数ではありません。あなたも9ページに並んでいる症状をあてはめてみて「自分も、もしかしたら……」と思い当たりませんか？

その不調は、「立体的に見えていない」がゆえに起きている！

「脳内視力」に問題があり、右眼と左眼から脳への情報の伝達がバラバラだと、不自由になる点がもう一つあります。

それは、**眼で見ただけでは、物や景色の「遠近感・立体感・距離感」がつかみにくい**ということ。

本人は、日常的にものが見えているため、遠近感・立体感・距離感が「ちゃんとわかっている」と思っています。しかし、それは**脳がふだんから、「疑似遠近感・疑似立体感・疑似距離感をつくってくれている」**からです。

脳内視力に問題がある人は、３Ｄ映画を見て気分が悪くなることがあります。

３Ｄ映画というのは、本来は二次元の画面を、専用メガネをかけることによって遠近感・立体感・距離感を浮き上がらせ、三次元で見えるしくみになっています。

右と左の眼の焦点がぴったり合うように調整する脳の働きは、実はこの３Ｄ映画のメカニズムと同じなのです。

「脳内視力」が悪い人は、専用メガネをかけて３Ｄ映画を見ると、脳が情報を処理しきれなくなることがあります。**自分の脳ではなく、強制的にいきなり専用メガネで３Ｄ映像を見せられるので、脳がうまく対処できず、映像がブレて二重になったり立体的に見えたりする**ためです。

だから、急激に気分が悪くなったり、頭痛がしたり、吐き気がしたり、ぐったり疲れたり、ということが起きるのです。

日本人の３人に１人は「脳内視力」に問題があるので、３Ｄ映画が苦手な人は多いはずです。

そういう人が常日頃から頭痛や、疲れ、体のだるさに悩まされているのは、この３Ｄ映画を見たときの軽い症状が続いているともいえます。

三次元のものが〝ありのままに見えない〟という状態は、このようにして不調を生み出してしまうのです。

あなたと他の人の〝見え方〟は全然違っている！

私のメガネ店では、よくこんなことがあります。

メガネをつくるための検査を受けに来店した方に、ときどきご家族やお友だちが付き添ってきます。私がそうした付き添いの方たちに、

「あなたも試しに検査をしてみませんか？」

とすすめると、

「いやあ、私は眼がいいので大丈夫です」

と多くの方がおっしゃいます。

ほとんどの人は**「自分は関係ない」と思っていますが、「じゃあ、試しにやってみようかな」ということで検査をすると、「脳内視力」の問題が見つかる**例はたくさんあります。当の本人は、自分もまさかの「3人に1人」とわかってビックリです。

遠近感・立体感・距離感は「脳」でつくられている!

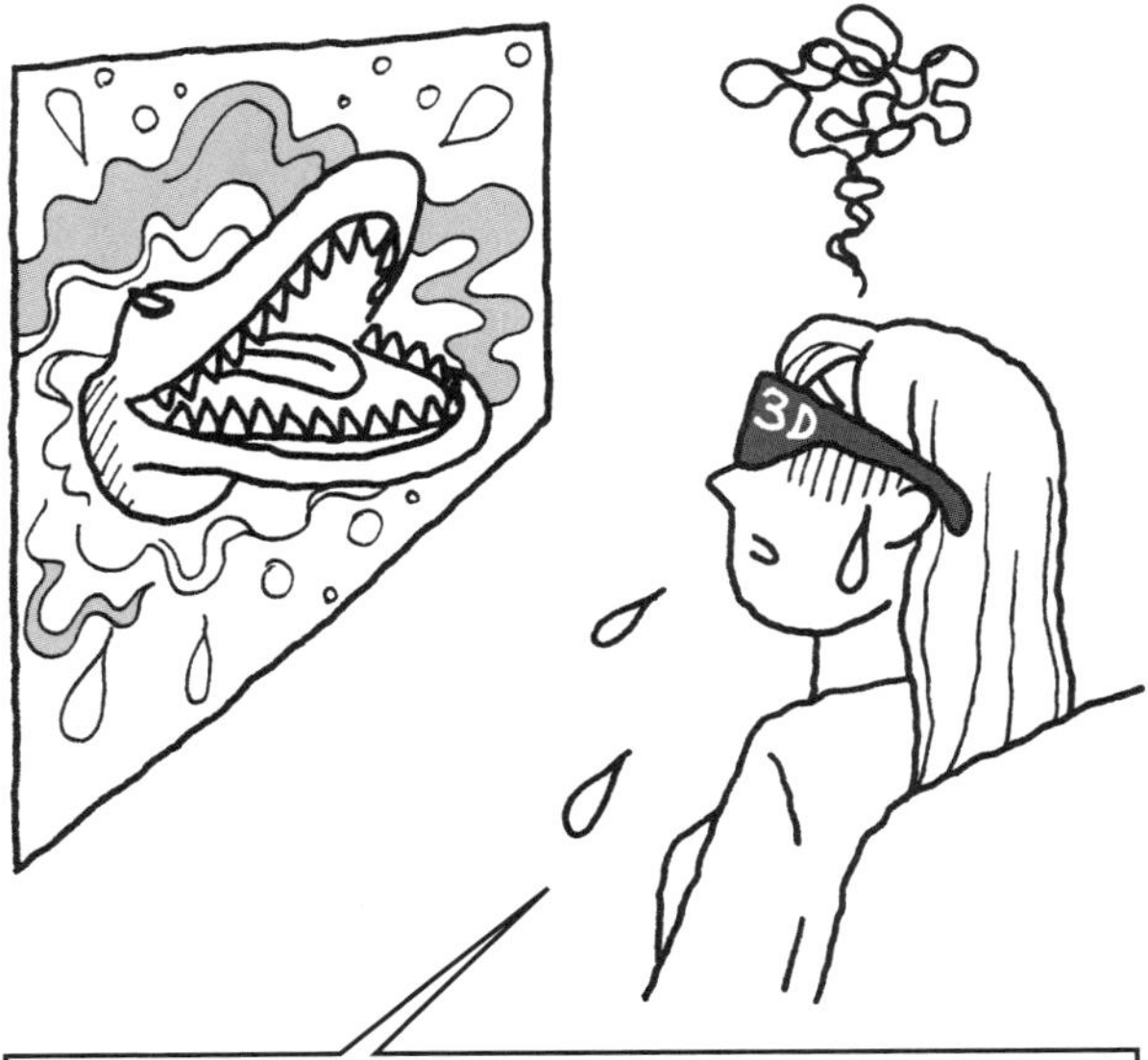

「脳内視力」不足だと、強制的に見せられる3Dを脳が処理しきれず、疲れてしまう

こういう人が必ずおっしゃるのは、

「まったく気がつかなかった。だって特別困っていないですから」

困っているかどうかは、その人の生活や環境で違ってきます。

「脳内視力」に問題があると、頭痛、肩や首のこり、眼の疲れ、十分に睡眠をとっても疲れがとれない、集中力が続かない、注意力が散漫になる、細かい作業が苦手などなど、さまざまな症状があらわれているはずです。

しかし、家で家事をしているときなら、少々頭が痛くても横になって休むことができます。仕事によっても、眼を酷使しない作業なら、特に困ることはないでしょう。

または頭痛、肩こり、眼の疲れなどは、「誰でもあること」ととらえて、休息をとったりマッサージに行ってみたり、市販薬やサプリメントを飲んだりして、何とかやりすごそうとしてしまいます。

まさか**「眼と脳の伝達に原因があるのかもしれない」**とは想像もしません。

だから、大半の人は気づかないままなのです。

日本のメガネはなぜ「医療機器」ではなく「雑貨」になってしまったのか？

さて、「はじめに」でも書いた通り、海外では常識になっている「脳内視力」が、日本ではまったく認知されておらず、「眼球視力」だけを矯正するメガネが安価で大量販売されているのは、いったいなぜなのでしょうか。

実は、**アメリカやヨーロッパ、カナダ、オーストラリアなどの世界の国々では、眼の病気を診る「眼科医」とは別に、「オプトメトリスト」（検眼士）という眼の専門家がいます。**

このオプトメトリストの資格は、海外では国家資格として認定されているものです。

特にアメリカでは１００年の歴史があり、17の大学にオプトメトリストを養成する学部が存在しているほど、医師と並んで非常に尊敬されている仕事なのです。

○海外では「脳内視力の専門家」の処方なしに、メガネはつくれない

彼らが担当するのは、私のいうところの「脳内視力」のような〝眼の総合的な能力〟について調べること。これまで述べてきた「左右二つの眼でものを見ているか」「眼で見たものが正確に脳に届いているか」といった眼の問題を確認してくれます。

そして、それを改善するための**メガネ・コンタクトレンズの処方**はもちろん、**生活習慣についての助言や、必要な眼のトレーニング法の指導**までを行ないます。

これらの国で、「眼科医」と「オプトメトリスト」がどのように役割分担をしているかをまとめると、次のようになります。

○眼科医……「眼の病気」を診る。白内障・緑内障・結膜異常などの病気に対して、治療や手術を行なう

○オプトメトリスト……「眼の使い方」の指導をする。薬や手術を用いず、日常生活への助言やトレーニングの提案を行なう

このような国では、メガネ・コンタクトをつくる際には、必ずオプトメトリストの処方箋が必要になります。

ですから、**「眼と脳の関係」が日常生活に大きな影響を及ぼすこと、思考力や記憶力にもつながり、仕事や勉強などの効率とも強く結びついていることが、一般の方にもごく当然のこととして知られている**のです。

そのため、学習に問題を抱えた子どもや、見え方に違和感のある人、視覚機能をより高めたいスポーツ選手などは、まずオプトメトリストに相談します。

◎「格安メガネ」では、疲労は加速させられる一方！

しかし、日本ではまだ、この「オプトメトリスト」と同様の資格はありません。これまでに法案が検討されたこともありましたが、実現にはいたりませんでした。

そのため、本来「医療機器」であるべきメガネが、日本ではいまだ「雑貨」のような扱いを受けているのです。**これは世界の常識から見て、大きく遅れたこと**なのです。

現在、日本でメガネあるいはコンタクトレンズを必要としている人は、総人口の40

％を超えるというデータがあるにもかかわらず、信じがたい状況であるといわざるをえません。


メガネは、適当な検査ですませて「とりあえず、眼がよく見えるようになればいい、見えづらかった遠くが見えればいい」という程度のものであってはなりません。

それによって、視機能の問題からくるあらゆる不調が改善され、「快適に日常生活が送れる」ためのものでなければならないのです。

ですから私は、正直にいって、「売ること」ばかりに重きが置かれ、短期間の研修を受けただけのアルバイトがチェーン店でつくりだす安価なメガネが、日本人の疲れを加速させているのではないかとも考えているのです。

私は一刻も早く、オプトメトリストと同様の資格が日本でももうけられ、国民の眼を守る制度がつくられるよう、これからも活動を続けていきたいと考えています。

特別付録「〈脳内視力〉測定キット」の使いかた

みなさんの「脳内視力」がうまくいっているかどうかは、簡単に知ることができます。

本書の付録の「〈脳内視力〉測定キット」を使って、ご自身の脳内視力を測定してみましょう。

巻末の「赤緑メガネ」と「脳内視力チェックシート」を取り出し、次ページからのテストの仕方を参照してください。

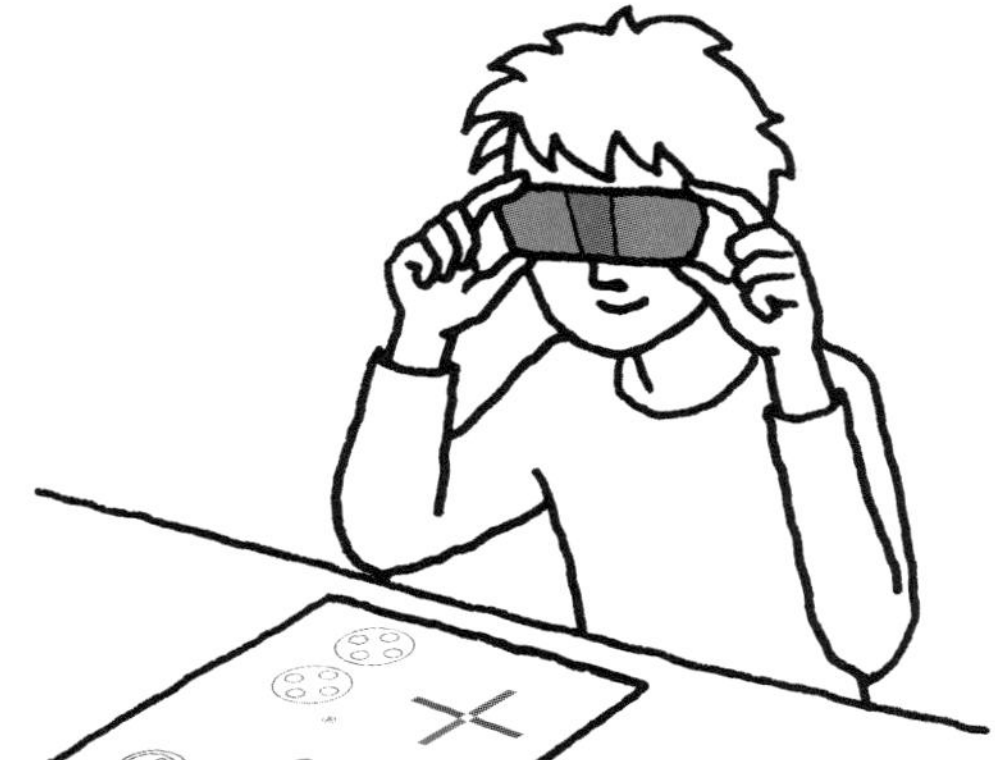

《テスト①》「パンダの絵」の検査

1・赤緑メガネを、右眼に赤・左眼に緑のフィルムがくるように持つ。

2・絵から40センチ以上離れたところで、机上に置いた「脳内視力チェックシート」の「パンダの絵」を見る。

《診断》
脳内視力に問題がなければ、赤緑メガネで見たときにパンダは1匹に見えます。
脳内視力に問題のある方は、赤緑メガネで見てもパンダが二重に重なって見えます。

「パンダが2匹に見えることなんてあるの？　1匹にしか見えないよ」というあなたは、幸いにして生まれつき疲れづらい、疲れを感じることが少ないタイプです。

パンダが二重に見えたあなたは……ズバリ脳内視力に問題ありです。

この検査でわかるのは、「両眼」でものを見ることがうまくできているかどうかです。

テスト①「パンダの絵」の検査

○ 脳内視力に問題なし

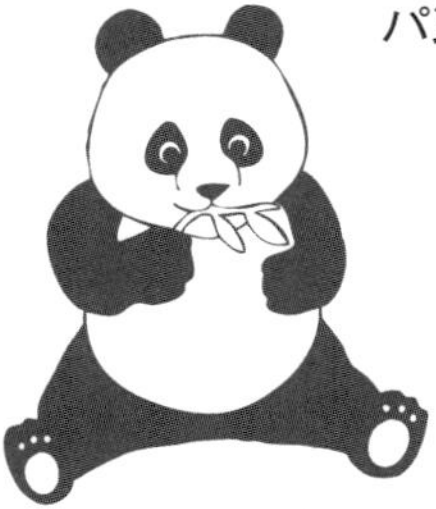

パンダが1匹に見える

× 脳内視力に問題あり

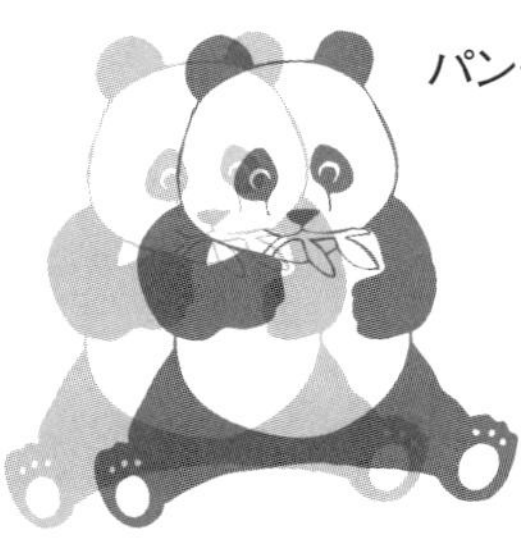

パンダが2匹に見える

《テスト②》「二つの円の絵」の検査

1・赤緑メガネを、右眼に赤・左眼に緑のフィルムがくるように持つ。
2・絵から40センチ以上離れたところで、机上の「二つの円の絵」を見る。

《診断》
脳内視力に問題がなければ、赤緑メガネで見たときに、二つの円が一つに見え、その円の中に「□×○」が一列に並んで見えます。
脳内視力に問題があると、赤緑メガネで見ても円が二つに見え、「□×○」が一列に並んで見えません。

この検査でわかるのは、テスト①よりもさらに精度の高い「両眼でものを見ること」ができているかどうかです。また、「□×○」が一列になっても安定せず、ゆれるように見える場合は、そのときに脳が両眼の調節をしている証拠です。

テスト②「二つの円の絵」の検査

○ 脳内視力に問題なし

円が一つに見え、□×○が
一直線上に並んで見える

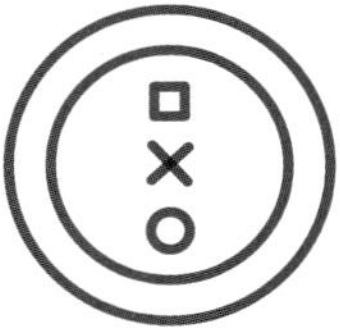

× 脳内視力に問題あり

円が二つに見える

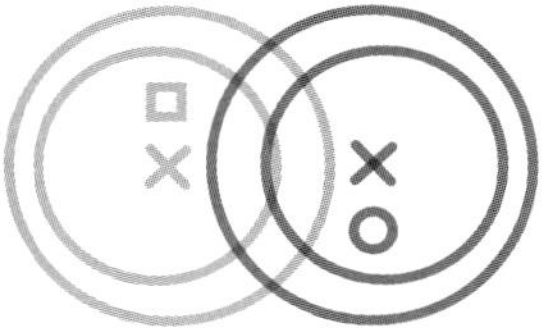

《テスト③》「十字の絵」の検査

1・赤緑メガネを、右眼に赤・左眼に緑のフィルムがくるように持つ。

2・絵から40センチ以上離れたところで、机上の「十字の絵」を見る。

3・右眼をつぶって、左眼だけで5秒間「十字の絵」を見る（このとき、縦線が消え横線だけが見える）。

4・左眼をつぶって、右眼だけで5秒間「十字の絵」を見る（このとき、横線が消え縦線だけが見える）。

5・両眼を開けて、「十字の絵」を見る。

テスト③「十字の絵」の検査

○ 脳内視力に問題なし

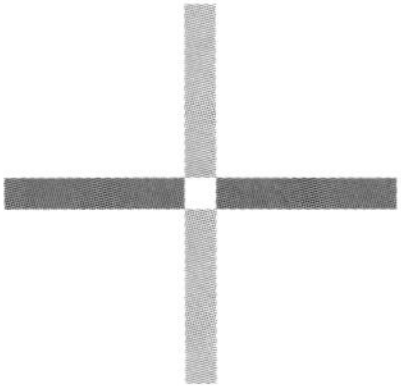

十字に見える

× 脳内視力に問題あり

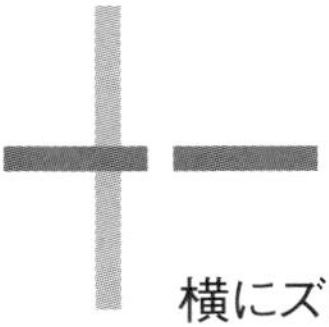

横にズレて見える

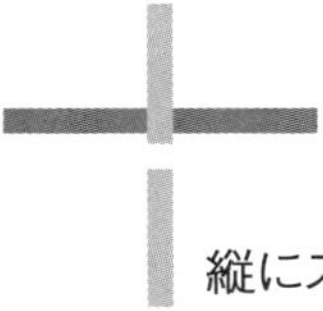

縦にズレて見える

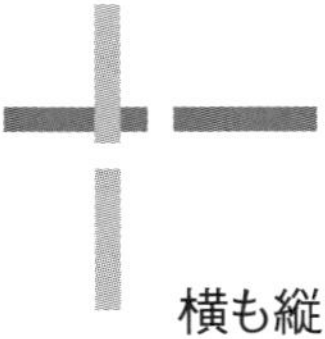

横も縦もズレて見える

《診断》

脳内視力に問題がなければ、5の段階で両眼を開けて赤緑メガネで見たときに、メガネなしで見たときと同じように「十字」が見えます。

脳内視力に問題があると、十字をつくっている2本の線が、左右あるいは上下にズレて見えます。

2本の線がズレた場合は、その〝ズレ方〟や程度はそのまま、あなたの眼の使いかたの問題点や、視点のズレの程度です。

線が左右にズレたという人は、両眼の焦点が左右にズレているということがわかります。線が上下にズレたという人は、両眼の焦点が上下にズレているということがわかります。

そして、この**十字の〝ズレ〟が大きければ大きいほど、あなたの脳は、そのズレを補正するためにがんばっていて、疲れの原因になっている**のです。

また、両眼を開けて見た直後は十字がズレていたのに、そのままずっと見続けていたら、だんだん綺麗な十字に見えるようになってきた、ということもあるでしょう。

これはまさに、あなたの脳が「両眼で十字になるように見よう！」と意識したことで、左右の眼の焦点をグーッと急いで合わせようと働いた結果なのです。

《テスト④》「四つの円の絵」の検査

1・赤緑メガネを、右眼に赤・左眼に緑のフィルムがくるように持つ。
2・絵から40センチ以上離れたところで、机上の「四つの円の絵」を見る。

《診断》
脳内視力に問題がなければ、赤緑メガネで見たときに、四つの円のうち、どれか一つの円が立体的に浮かび上がって見えてきます。（上段の大きな円、下段の大きな円、それぞれの円中に一つずつ、浮かび上がってくる円があります）
脳内視力に問題があると、どの円も同じように平らに見えます。

この検査でわかるのは、見たものを立体的にとらえる「立体視」ができているかどうかです。

テスト④「四つの円の絵」の検査

○ 脳内視力に問題なし

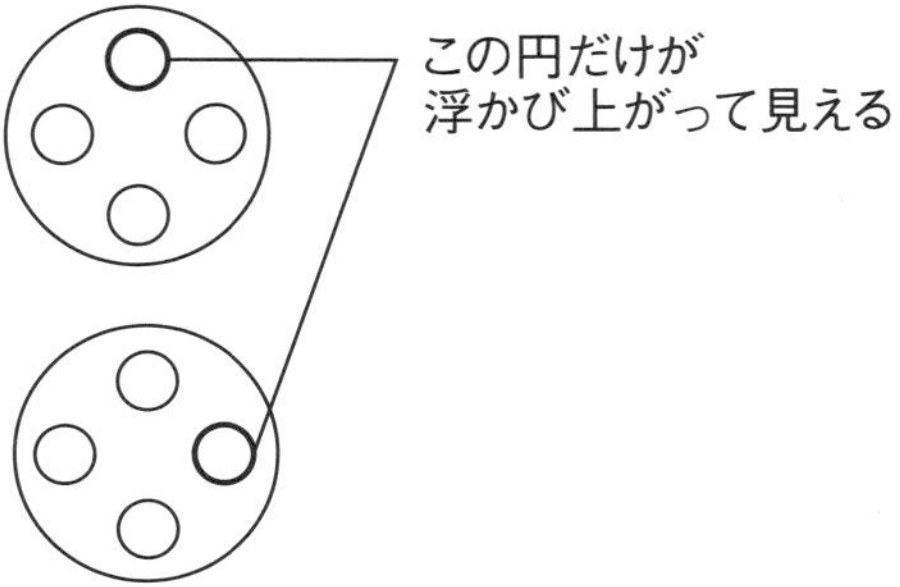

× 脳内視力に問題あり

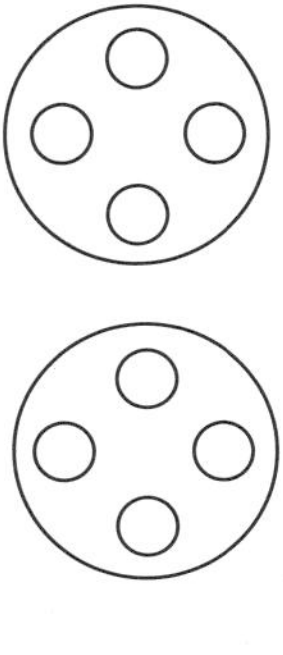

どの円も浮かび
上がって見えない

◯「脳内視力」に問題があるとわかったら……

以上の四つのテストの、すべてで「問題あり」の結果が出てきた方、また特に問題がなくても、このテストをすることでものすごく疲れたという方は、今まで頭痛や肩こり、慢性的な疲労に苦労されてきたのではないでしょうか。

「3人に1人」と書いてきましたが、これまでに多くの方の「脳内視力」の検査をしてきて、**ごく軽度の「脳内視力」に問題のある人を含めると、私の経験からでは「2人に1人」といってもいい**くらいだと考えています。

通常「眼の悩み」といえば「近視」で、「眼をよくしたい」と願う人は世の中にいっぱいいます。近視を治す方法もいろいろ紹介されています。でも、それだけでなく、**「自分は、本来のそのままの世界がちゃんと見えているのかどうか？」**

これを把握しておくことはもっと大切です。

なぜなら日常生活の質を高め、さらにいえば、人生さえも左右するのは「眼球視力」だけではなく「脳内視力」だからです。
「脳内視力」の低下を認識していないと、仕事や勉強で、そして気づかないうちに実生活のなかでも不要な苦労をすることになりかねません。
心身の不調も、それが「脳内視力」不足からくるものなら、どんな治療をやってもスッキリ解消されません。

もしあなたが「3人に1人」の側だとしたら、少しでも早いうちに「脳内視力」の改善をはかってほしいと思います。私のところのお客様のなかには、「もっと早くこの脳内視力のことを知っていたら、もっとよい人生が送れたかな」とおっしゃる方がたくさんいました。

さらにご自身の「脳内視力」をしっかり調べるためには、次ページからの「チェックリスト」でも診断してみてください。

もしも「脳内視力」不足が判明しても、心配することはありません。

4章でとりあげるトレーニングと生活習慣を心がければ、「脳内視力」低下の予防や改善は十分に期待できるのです。

あなたの「眼と脳の関係」は、うまくいっている？

リストを見て、あてはまるものにチェックをつけてください。チェックが終わったら62～63ページの判定を確認しましょう。

□パソコンの作業は非常に眼が疲れる。
☑近くを見続ける作業をすると、眼の疲れや頭痛などが起こる。
□人が大勢いる場所は苦手だ。
□本を読むのが遅い。
□本や新聞で同じところを繰り返し読んでいたり、読み飛ばしてしまったりすることがある。
□動いているものを眼で追うと疲れる。
□乗り物酔いしやすい。
□長めに眠っても、疲れがとれた気がしない。

□しばらく本を読んだあと遠くを見ると、ピントがなかなか合わない。
□映画館でアクションが多い映画を見ていると、目が回ったようになる。
□ものが二重に見えることがある。
□何も障害物がないのに転んだり、歩いていてものにぶつかったりする。
□よく人にぶつかるなど、距離感覚を誤ることが多い。
□クルマの運転中に、急ブレーキをかけることがたびたびある。
□下りのエスカレーターに乗る際、足元がおぼつかない。

いかがでしたか？

「はい」にあてはまる項目はいくつありましたか。その数が多ければ、「脳と眼の関係」がうまくいっていない可能性が高いと思われます。

次ページからの判定結果で、自分の「脳内視力」を把握しましょう。

チェックの数が、

▼0点〜5点→「眼と脳の関係」は良好です！

あなたの「眼と脳の関係」はとてもよい状態です。「眼の使い方」も上手です。おそらく幼少の頃から球技などが上手だったのではないでしょうか。眼から入った情報を、脳が正確に処理してくれるので、脳の疲労も少ないはずです。これからもあまり眼に負担をかけないように注意すれば、「脳内視力」を保てるでしょう。

▼6点〜10点→「脳」の処理能力はOKです。

もしかしたら「眼と脳の関係」に少し問題があるかもしれません。

しかし、「はい」の数が半分以下ということは、脳の処理能力が高いということがわかります。眼から入った情報が、脳にしっかりと伝わってがんばって的確に処理してくれているので、現在のところは特に問題はないと思われます。

ただし、眼の疲れやなんらかの不調、ストレス、年齢による衰えなどを感じたときは、「脳内視力」低下のサイン。できるだけ早い対処が必要です。

▼10点以上↓「眼」と「脳」に赤信号！

明らかに「眼と脳の関係」がうまくいっていない傾向が見受けられます。

点数の高い人ほど、頭痛や肩こり、だるさなどの体や心の不調があり、生活にも不便を感じているかもしれません。４章で紹介する「脳内視力トレーニング」を実践することをおすすめします。

1章

「脳内視力」が不足すると、毎日の生活で何が起こるか？

——日本人の〝3人に1人〟は、この現実に気づいていない！

こんな「不自由さ」「不便さ」を、日常で感じたら要注意!!

さて、ここまで「脳内視力」の問題が、現代人特有の「疲れやすさ・不調」の原因になっている、と書いてきました。

しかし、序章でも触れた通り、その人の生活スタイルや仕事の内容によっては、特別そうした疲労感を覚えることもなく、自分自身が脳内視力不足であると気づきにくいということもあります。

けれど、そんな方にも、よくよくお話を伺ってみると、脳内視力の問題によって引き起こされる、特有の「不自由さ」「不便さ」を毎日の生活の中で抱えながら、それをご自身の「持って生まれた性質・性格」「直すことのできない欠点」「能力が足りないせい」であると誤解してきた、ということが多いのです。

そこで本章では、その具体例をあげていきます。

お読みになって「これはあてはまるな」と思う点のある方は、やはり脳内視力に問題がある可能性があります。

そして私は、1人でも多くの方に「脳内視力」について正確に知っていただき、そうした不自由さ・不便さは、まったく我慢する必要のないものであること、その人自身には何も悪いところはなく、欠点などではないのだということをお伝えしていきたいのです。

「脳内視力低下」が疑われる例①

「球技が不得手」

「私は昔から運動オンチで、特に球技が苦手で。キャッチボールをしようにも、まず飛んできた球をつかむということすらできないんです。

学生のときもテニスサークルに入りたかったけれど、空振りばかりでラリーにならないし、あきらめました。生まれつきどんくさいのかな。だから子どもの頃から、体育の授業が本当にゆううつでした」

そんなふうにおっしゃる方がいます。でも、よくよくお話を聞くと、球技は苦手でも、走るのは速くて意外とすばしっこかったり、水泳は得意。

とにかく**「球技」が苦手だ――そう、こういう方が「自分は運動オンチ」と思っていらっしゃるのは誤解**なのです。

それは多くの場合、脳内視力に問題があるため、「遠近感・立体感・距離感」がつかめていないがゆえのことなのです。

脳内視力不足だと、世界が二次元でしか見えていないので、球がこちらに向かって飛んできても、それが「自分とどれぐらい離れたところにあるのか」ということが、よくわかりません。その結果、球をとりこぼすことになります。つまり、球技は、脳内視力の差が出やすいスポーツといえます。

こういう方が球技に上達するためには、眼で球を見ようとするのではなく、球が近づいてくるタイミングを体の感覚で覚える――文字通り「体感」で補うしかありません。が、これは人並み以上の訓練を必要とすることです。そして、こうした「体感」は、毎日欠かさず練習をしなければ失われてしまいます。

私の周囲にも、「脳内視力」に問題があるのにもかかわらず、プロゴルフプレーヤーになられた方がいます。この方の練習量、努力はすさまじいものでした。それほどやらないと、他のプロと互して闘うことができないのです。

ところが、そのプロの方でさえ、3日以上もクラブを握らないときがあると、空振りしてしまうのだといいます。

「プロなのに空振り？」と思うでしょうが、これが「脳内視力」不足の事実なのです。

おそらく、このプロゴルフプレイヤーの方は脳内で、ボールを打つ「体感」をものすごく正確にイメージすることができていたのです。だから、3日間休んだことで感覚がにぶり、打てなくなってしまったのです。

その証拠に、何度もプレーしているコースならよいスコアを出せるが、経験の少ないコースではよいスコアが出しづらい、という悩みがあるそうです。

もちろん、私のところで脳内視力回復の指導を受けた方は、「眼で見ただけで球との距離感がつかめるようになった」「あんなにダメだったゴルフが驚くほど上達した」「キャッチボールができるようになった」とみなさんおっしゃいます。

しかし、その方の「脳内視力」の力から考えると、球技は苦手であることに変わりはないでしょう。苦手克服への努力をするのも尊いことですが、そのエネルギーを他のことへ振り向けたら、もっと違う人生が開けるはず、と私は思うのです。

「球技がヘタ」なのは“運動神経”のせいではありません!

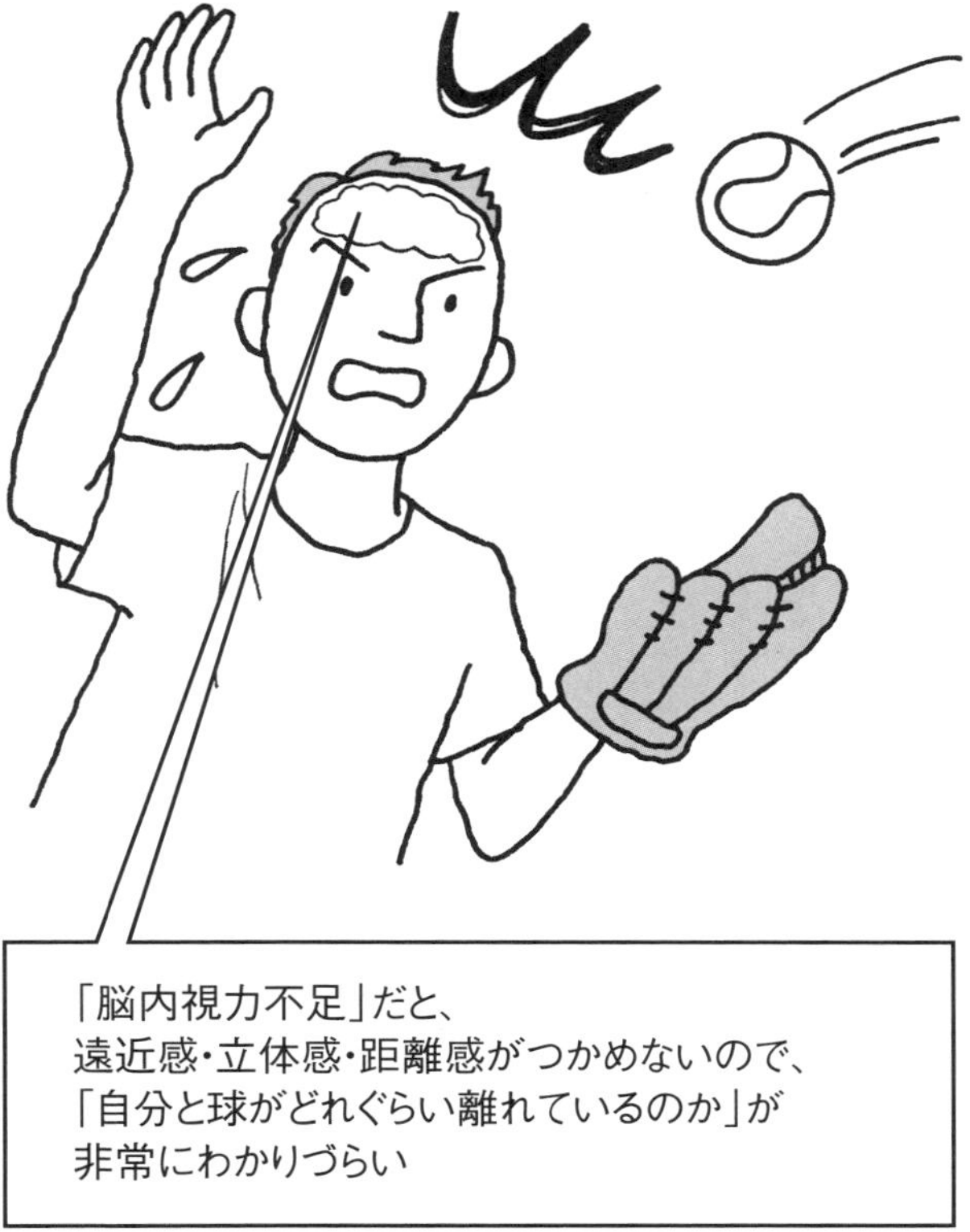
「脳内視力不足」だと、
遠近感・立体感・距離感がつかめないので、
「自分と球がどれぐらい離れているのか」が
非常にわかりづらい

「脳内視力低下」が疑われる例②

「運転時に自動車をこする」

あなたは、運転時にクルマをこすったり、急ブレーキをかけたりといった、ヒヤッとすることはありませんか？　もし心当たりがあるとすれば、「脳内視力」不足が考えられます。

「脳内視力」に問題があれば、心身の不調だけでなく、行動にもいろいろな兆候が出てきます。なかでも顕著なのはクルマの運転。

たとえば「眼球視力」が裸眼で両眼とも１・０。運転をするときもメガネを必要としない「視力のいい」人がいるとします。

ところが、この人がもし、**「左眼から入った情報が、50％しか脳に届いていない」**

としたら、左のミラーは１００％は見えていないという状態です。つまり、**左側に「死角」ができやすくなってしまう**のです。

そうすると運転中に左折をするとき、後続の自転車やバイクなどを巻き込むという事故になりがちです。

自分では左のミラーもちゃんと見えているつもりなので、後ろから自転車やバイクが来ていることに気づきません。だから、何もいないと思って左折をしようとする。

しかし、実際にはいるわけですから、あやうく巻き込みそうになったり、あるいは左側ばかりこすったりぶつけたり、という事態がしばしば起きてしまうのです。

先ほど述べたように、遠近感・立体感・距離感は脳でつくられています。

しかし、右眼と左眼の情報の伝わり方がチグハグだと、遠近感・立体感・距離感がうまくつかみにくくなります。

だから、**運転中に、路上に凸凹があっても「大した段差ではない」と思って、「ガタン」と乗り上げて底をこすってしまったりする**のです。あるいは車列に割り込みをするときに「行ける」と判断しても、実は距離が迫っていてクラクションを鳴らされたり。

この遠近感・立体感・距離感は体調によっても変化するので、ふだんなら難なくできる駐車にも、体調が悪いときは苦労することもあります。

「いつもの駐車場に入れようと思っても、なんだか今日はうまくいかない。何度も切り返して嫌になった」ということに思い当たる人。

人から「運転が危なっかしい」「近づきすぎ」といわれたり、「よくこする、ぶつける」という人は要注意です。

自分では「確かに私は運転は苦手だな」としか思っていないかもしれませんが、その根本原因は運転技術がヘタなのではなく、「脳内視力」不足にある可能性が高いのです。

「クルマの運転がヘタ」なのも、脳内視力に原因あり!

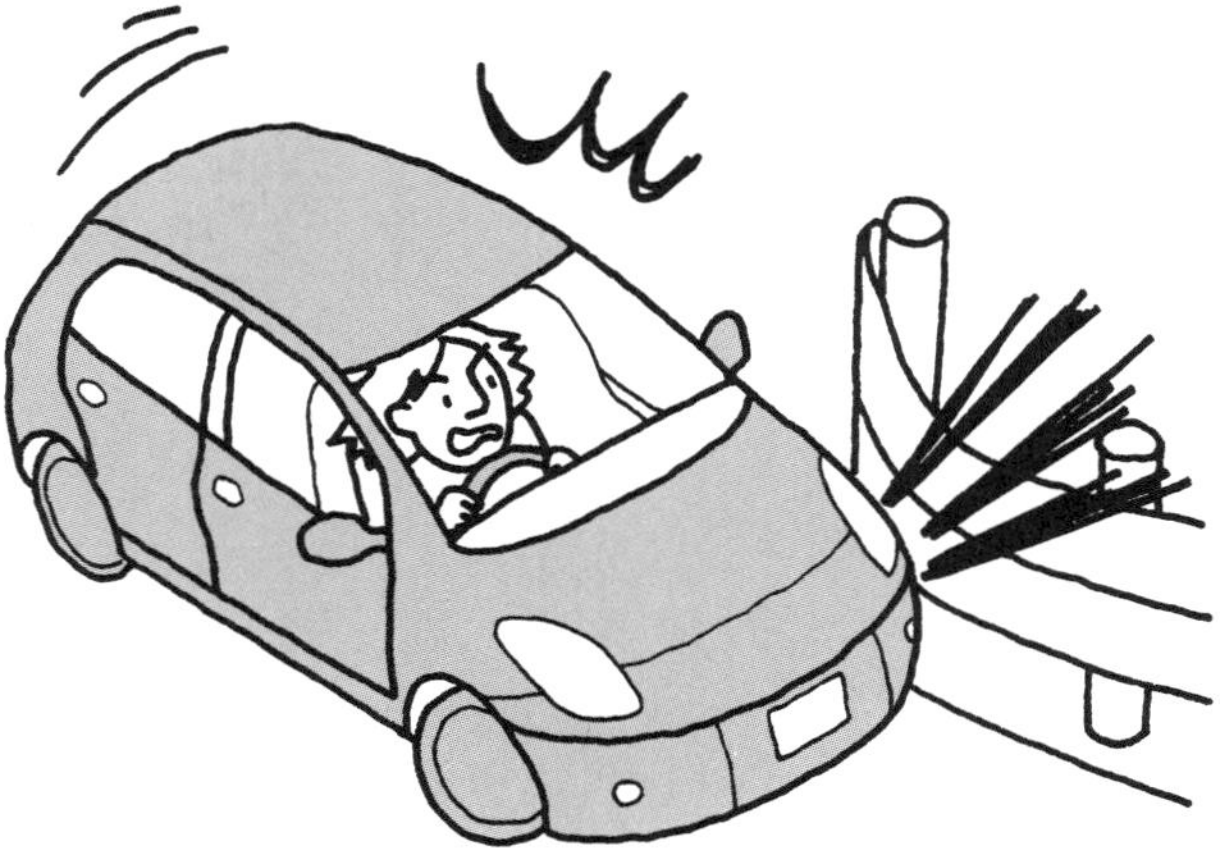

□段差や凸凹に気づきにくい

□車間距離をよく見誤る

□後続車、バイクに気づかないことがある

……あなたはこんなことはありませんか?

「脳内視力低下」が疑われる例③

「年齢と共に活字を追うのに疲れる」

「読書が好きなのに、最近は本を読むとなんだか疲れて。年なのかな……」

そんなふうにこぼす方がときどきいますが、それは「脳内視力」の衰えだと考えられます。

「脳内視力」も、加齢によって低下します。

年齢と共に体のあちこちが衰えていくのにともなって、左右の眼の焦点がぴったり合うように調整をする脳の力も落ちていくからです。

もともと「脳内視力」に問題があったのが、年をとるにしたがって、さらに「進行した」といってもいいかもしれません。

若いときは「脳内視力」に問題があったとしても、脳ががんばって調整してくれています。本が好きなら、「もう少し読みたい！」と何時間でも読んでいられるでしょう。このとき脳には相当な負担がかかっているのですが、必死で働いて焦点を合わせてくれるのです。

ところが老眼になると、老眼鏡をかければ字はよく見えているのにもかかわらず、すぐに疲れてしまいます。数ページ読んだだけでアクビが出たり、読み直しや読み飛ばしが多くなったり、内容がすんなり頭に入ってこなかったり。

誰でも年をとると、体と同じように、脳の調整力は弱くなるものです。

しかし、もともと「脳内視力」が悪い人は、そうではない人に比べて、よけいに脳に負担を強いることになって無理が利かなくなります。若い頃のように、気力体力で補って、長時間本を読み続けるということができなくなるのです。

「脳内視力低下」が疑われる例④

「不安感・緊張感がある」

「脳内視力」に問題があると、「心」にもいろいろな問題があらわれます。

一般的に、精神的なストレスによって発症することが多いとされる自律神経失調症の診断には、血液検査、脳波、心電図といった検査が行なわれます。ただし、検査で自律神経の異常がはっきりわかるタイプと、わからないタイプがあります。

私のところには、薬を飲んでも何をしても頭痛がよくならず、しかも不安、緊張、不眠といった悩みを抱えている人が、よく検査を受けに来られます。こうした人たちは、さんざん病院で検査をして、原因が見つからなかった人たちです。

自律神経は、脳の視床下部によってコントロールされています。その視床下部は、大脳辺縁系から指令を受けて動いています。そして大脳辺縁系はストレスに大きく関わっている部位です。

つまり、眼から送られてくる間違った情報を、必死に調整する脳が疲れれば、心だって疲れることも想像できると思います。「心身共に疲労コンパイ、何をやってもスッキリしない」という人は、「脳内視力」改善にチャレンジすることをぜひおすすめします。

それでは**「脳内視力」と「自律神経」の関わり**について、詳しくお話ししましょう。

人の体にはすみずみまで神経のネットワークが張りめぐらされていて、なかでも自律神経は、生命活動をコントロールしている重要な神経です。

自律神経には、「交感神経」と「副交感神経」があり、この二つの神経がバランスをとることで、私たちの健康は維持されています。

○交感神経（昼間、活動したり、緊張やストレスを感じているときに働く神経）

○副交感神経（夜間、休息しているときや睡眠中のリラックスした状態をつくる神

経)

近頃「心身の健康のためには、副交感神経を優位に保ちましょう」とさかんにいわれていることは、みなさんもご存じなのではないでしょうか。

ところが**「脳内視力」に問題があると、交感神経のほうが優位になりがちで、自律神経のバランスの乱れを起こしてしまいます。**そのため頭痛、肩こり、疲労、不眠、イライラといった、自律神経失調症のような症状があらわれるのです。

現代人の多くは昼夜問わず、パソコンや携帯電話の画面を見続けています。仕事中はいうまでもなく、メールをしたりゲームをしている最中は誰でも多少は興奮状態になりますよね。

「脳内視力」がよくない人はそれに加えて、ピントを合わせるために、脳が重労働をしなくてはなりません。この脳にかかる過重負担によって、自律神経のバランス調整に支障をきたし、体や心にさまざまなトラブルが出てくるのです。

つまり、**現代人はただでさえ交感神経が優位になりがちなのに、「脳内視力」が悪**

い人は、その自律神経のバランスの乱れをさらに促進させてしまっているのです。

しかし、検査で「眼と脳の関係」の問題となっている部分がわかり、「脳内視力」が改善されると、心の症状もかなりの確率で改善します。

「クヨクヨ悩むことが少なくなりました」

「極端に落ち込むことがなくなりました」

そうした感想が、毎週のように全国からたくさん届いています。

「脳内視力」の改善で、頭痛、肩こり、首のこりが改善されるだけでなく、心の悩みも「ラクになりました！」という人が大勢いるのです。

あなたの〝がんばりすぎ〟が、「脳内視力」を弱めている

もちろん、自律神経のバランスの崩れは、さまざまな要因がからみ合って起きるので、自律神経失調症と「脳内視力」が必ず関わっているとまではいいきれません。

ですが、**「脳内視力」が改善すると、自律神経失調症のような心身の不調も軽減される**のは、長年の経験から間違いないといえます。

これは大事なことなので繰り返しお伝えしたいのですが、大事なのは「自分は脳内視力に問題があるんだ」と認識しておくことです。

「脳内視力」が足りないのは、いうなれば一種のハンディキャップともいえます。

ハンディキャップというのは必ずしもネガティブな要素ではなく、誰だって何かしら持っています。たとえばアルコールに弱い人だったら、いくら飲み会でみんなと一緒に盛り上がりたいからといって、無理やりお酒を飲んだりしないと思います。

「脳内視力」不足もそれと同じです。

「自分は脳内視力が弱い」とわかっていれば、長時間パソコン作業をする必要があるとき、「他の仕事を間にはさもう」「こまめに休憩をとろう」などと対策をとることができます。

もしその事実をわかっていなければ、「なんだか疲れるな、集中力が続かないな」と感じながら、左右の焦点が合わない眼で、何時間もがんばり続けてしまうのです。

あるいは、書類をまとめるのが遅いために「急がなくては！」と焦りながら、気づくといつも仕事に追われることになります。

たとえば残業で眼も脳も酷使して、ようやく帰宅してからも寝る直前まで携帯でメールやゲームをしているとしたら、その間、交感神経は働き続けていることになります。これでは自律神経が乱れないわけがありません。

あなたが「脳内視力」不足の傾向があるなら、健康を損ねる前に、眼と脳をできるだけいたわってあげてください。それは、こまめに休憩をする、遠くを見るなど、日々の生活の中でできるちょっとした習慣です（4章参照）。

「脳内視力低下」が疑われる例⑤

「長い時間、じっとしていられない」

近年、学校教育で問題視されている**子どもの「発達障害」にも、「脳内視力」が大きく関わっています。**

発達障害とは、いくつかの脳機能障害の総称で、自閉症、学習障害（ＬＤ）、ＡＤＨＤ（注意欠陥・多動性障害）などがよく知られています。

なかでも学習障害は、知的能力には問題がないのに、読み書きや、算数の位どりがうまくできないなど、学習能力に問題がある障害のことをいいます。２章でお話ししますが、私が小学生のときに「特殊学級」に入ったのは、おそらく学習障害と判断されてのことだったのでしょう。

発達障害は脳の働きに原因があるといわれていて、その症状は「脳内視力」不足と重なっている点が多々あります。

特に顕著なのは、**「教科書が読めない」**とか**「集中してノートをとることができない」**といった問題。

「脳内視力」不足の子どもは、先にも触れたように、たとえば教科書を読んでいると、右眼が1行目を見ているのに、左眼は5行目を見ています。また、黒板の字ははっきり見えるのに、それをノートに書き写そうとすると、文字がぼんやりしたり二重に見えたりしてしまいます。

そのため勉強がはかどらず、学習能力が落ちてしまうのです。

結果、授業に集中できず、ボーッとしたりフラフラ立ち歩いたり、ソワソワと動き回ったりすることがあります。これはＡＤＨＤの特徴的な行動で、注意力や持続力の不足といった問題もともないます。

私は、ＮＰＯ法人「目からウロコ」を立ち上げ、その活動の一つとして、発達障害の子どもに「脳内視力」の検査を行なっています。

検査をすると、多くの子どもに「脳内視力」の問題が見つかります。

発達障害と診断されている子どもたちは、同時に「脳内視力」不足でもあるケースがめずらしくありません。その証拠に、メガネの調整と指導で「脳内視力」がよくなると、ラクに教科書が読めるようになり、おのずと集中力もついてくるのです。

発達障害ではなかったとしても、「落ち着きがない子」「じっと机の前に座っていられない子」「勉強をしようとしない子」と見られている子どもはたくさんいます。**本当は視力が原因かもしれないのに「ダメな子」と誤解されている**のです。

そんな子どもたちも「脳内視力」の改善で、問題行動が減り、集中して勉強できるようになることが多いのです。

それに何より子どもたち自身が、勉強も遊びも楽しくできるようになり、イキイキと毎日を過ごせるようになるとしたら、すばらしいと思いませんか。

これからも私のライフワークとして、このような子どもたちをサポートする活動を続けていくつもりです。

それは、その人の“心の問題ではない”可能性があります

なんだか不安げ

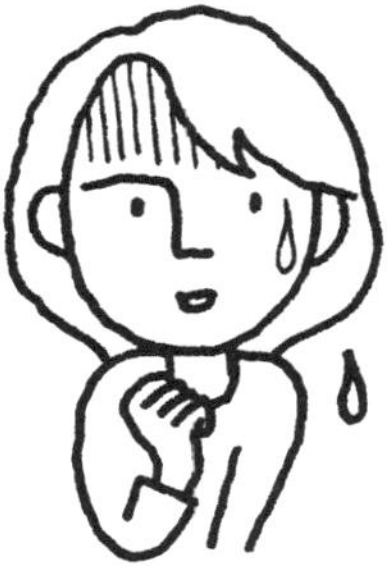

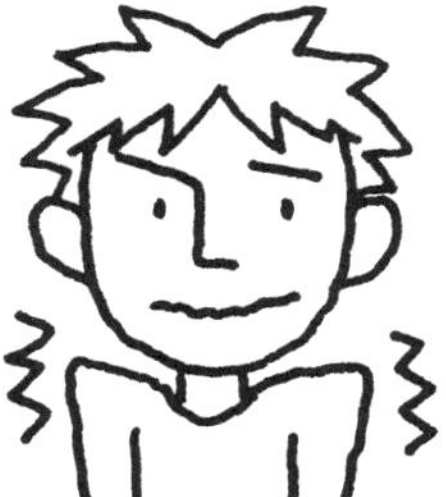

いつも緊張気味

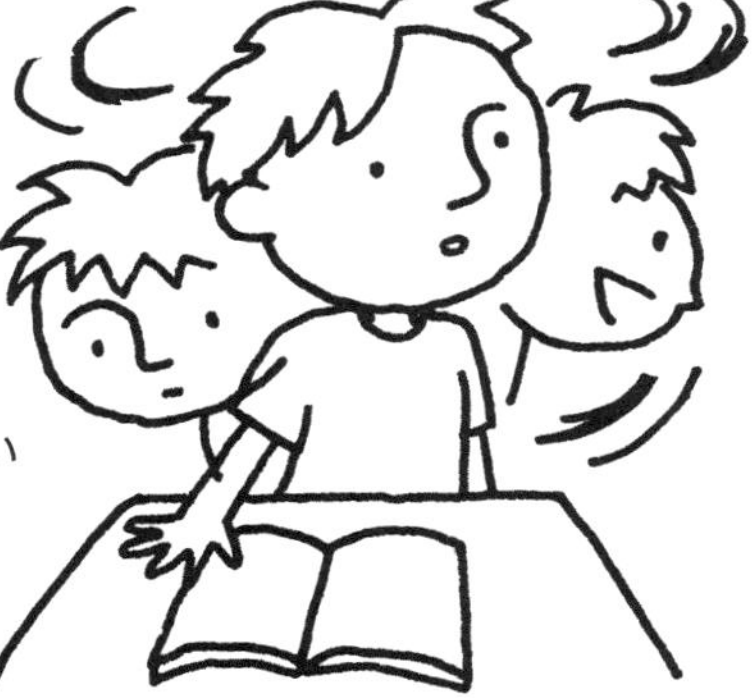

落ち着きがない
じっとしていられない

なぜ、大型免許・二種免許の視力検査は特別なのか

実は、こうした「脳内視力」の重要性を、国も認めているのです。

その一つのあらわれが、運転免許の検査にあります。

旅客を乗せるバスやタクシーなどを運転する場合に必要な「二種免許」、大型自動車の運転に必要な「大型免許」の取得・更新時には、**通常の視力検査に加え、「深視《しんし》力《りょく》検査」というものが行なわれている**ことをご存じでしょうか。

この検査で測る「深視力」とは、二つの眼でものを見たときに「遠近（距離）感」や「立体感」をつかめているかどうかを問うものです。

この検査をパスするには、運転免許試験場などで、**「三桿《さんかん》試験」**というものを受け

ることになります。

試験は、のぞきこむと3本の黒い棒が見える器械を使って行なわれます。両側の棒は固定されていて、真ん中の棒だけが前後に動きます。そして、**動いている真ん中の棒が、両側の棒と同一線上に並んだと感じたときに、ボタンを押す**という検査です。そのボタンを押したときの、3本の位置のズレを測定します。3回測定して、ズレの平均が20ミリ未満であれば合格です。

脳内視力に問題のない人でしたら、なんなくパスできる試験です。

しかし、「脳内視力」に問題がある方は、これまでお話ししてきたように、眼で見ただけでは物と物との距離感がつかみづらいため、相当にこの試験は難しいものとなります。**なかなか、真ん中の棒が動いているように見えない**のです。

私がみなさんに知っていただきたいのは、このような検査を、国が「二種免許」「大型免許」に限って行なっているという事実です。

つまり――**国は、「深視力＝脳内視力」が不足していては、事故を起こすことにな**

る可能性が高い、特に旅客を乗せる車や大型車を運転するには向いていない、ということを認めているのです。

かといって、この深視力検査を、普通免許を取得しようとするすべての方に受けさせるとなると、試験をパスできない人が続出し、なかなか免許を発行できなくなるという可能性があります。そのため、現在はより安全性を求められる二種免許と大型免許に限られているのです。

普通免許をもっている方でも、「運転が怖い」「運転が苦手」という方もいると思います。先に述べたように、その原因はほぼ「脳内視力」の問題といえますが、そういう方々でも日々の生活上、運転しないわけにはいきません。

そんな場合は、自分の「脳内視力」不足を自覚した上で、雨の日や夜間の見えにくい時間などはできるだけハンドルを握らない、長時間・長距離の運転は避け、人よりも休憩を多くとる、などの安全対策を行なうことで大きなリスクは避けられるでしょう。

二種免許・大型免許取得の際に行なわれる「深視力＝脳内視力」検査

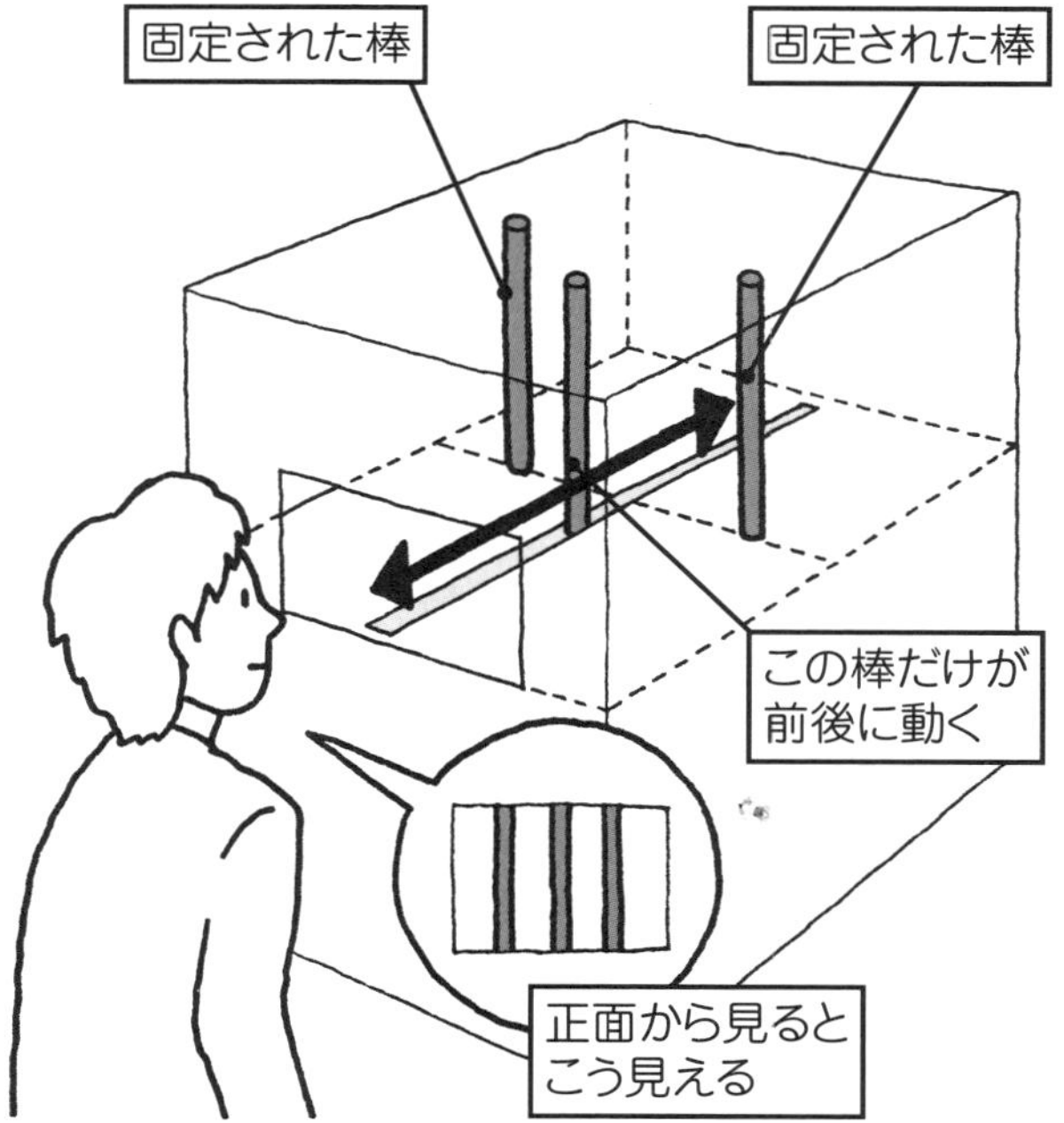

※3本の線が同一線上に並んだと思ったら、スイッチを押す

なぜ、〝脳内視力〟がよくなると自信がつき、人から認められるのか？

私はこれまで一万人以上の方の「脳内視力」の検査をしてきましたが、「自分の見え方は他の人の見え方と違う」ことに気づかないために、なんらかの支障があらわれている人が多いことを痛感しています。

いまや社会問題ともなっている「引きこもり」の人も同様です。

私の今までの検査の経験からいうと、**脳内視力不足が原因で仕事や勉強の効率が悪いために自信をなくして、引きこもりになった人は少なくない**と推測しています。

たとえば、本人はやる気があったとしても、ちょっとがんばるとクタクタに疲れてしまう。頭がパンパンになって、体のだるさもとれない。そのために上司や先生から

「おまえは根性がない」「やる気がない」といわれたとします。「仕事や勉強ができないのは努力不足」とみなされて、ショックやストレスで引きこもってしまうという事例をよく聞きます。

そんなつもりは少しもないのに、「あいつはすぐになまける」といわれたら、引きこもりたくもなる心理は理解できます。

まず、自分の脳内視力を知ることで、「自分の努力不足」ではなかったことに気づくことができます。

そして脳内視力を改善することによって、今までよりも、仕事や勉強の効率は上がるでしょう。そして、体のだるさなどの症状が軽減していることにも気づくと思います。

今までできなかったことも脳内視力のせいだったんだ、自分は「やればできるんだ」と気づくことで、自然と自分に自信が持てるようになる人が多くいます。

私は「脳内視力」の検査で、救われる人はたくさんいると確信しています。

「眼と脳の関係」がうまくいっていないために起きる脳の疲労はつらいもの。すべての人が「眼と脳の関係」について正しく知ることで、誰もがもっとその人らしく生きやすい社会になるのではないでしょうか。

2章

「眼と脳の関係」であなたも人生を損していませんか？

――集中力不足の落ちこぼれだった私が「脳内視力」で変わった

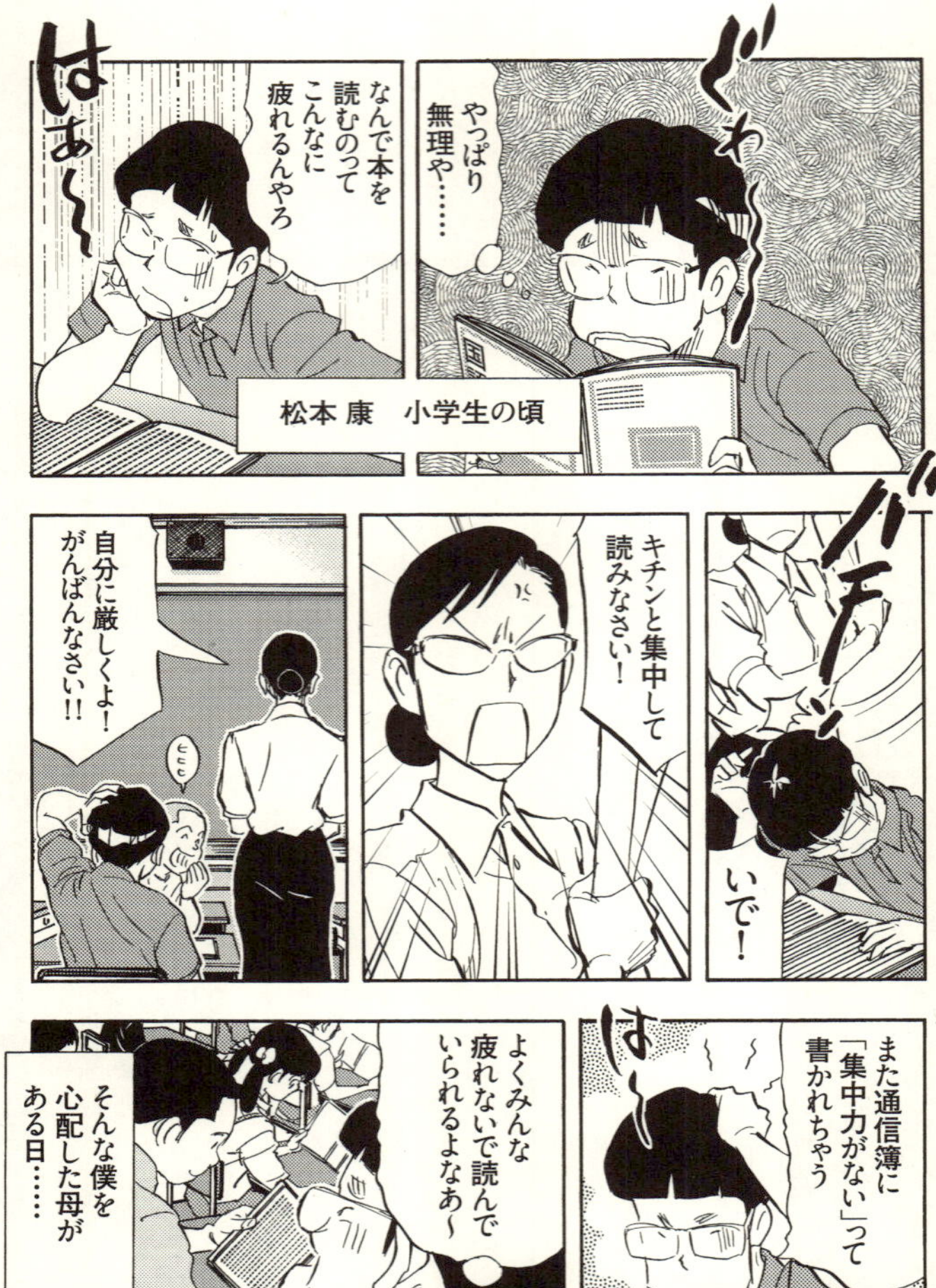
ぐわ〜〜
やっぱり無理や……
松本 康　小学生の頃
はぁ〜〜
なんで本を読むのってこんなに疲れるんやろ
バチーン
いで!
キチンと集中して読みなさい!
自分に厳しくよ! がんばんなさい!!
ヒヒヒ
はぁ〜
また通信簿に「集中力がない」って書かれちゃう
よくみんな疲れないで読んでいられるよなあ〜
そんな僕を心配した母がある日……

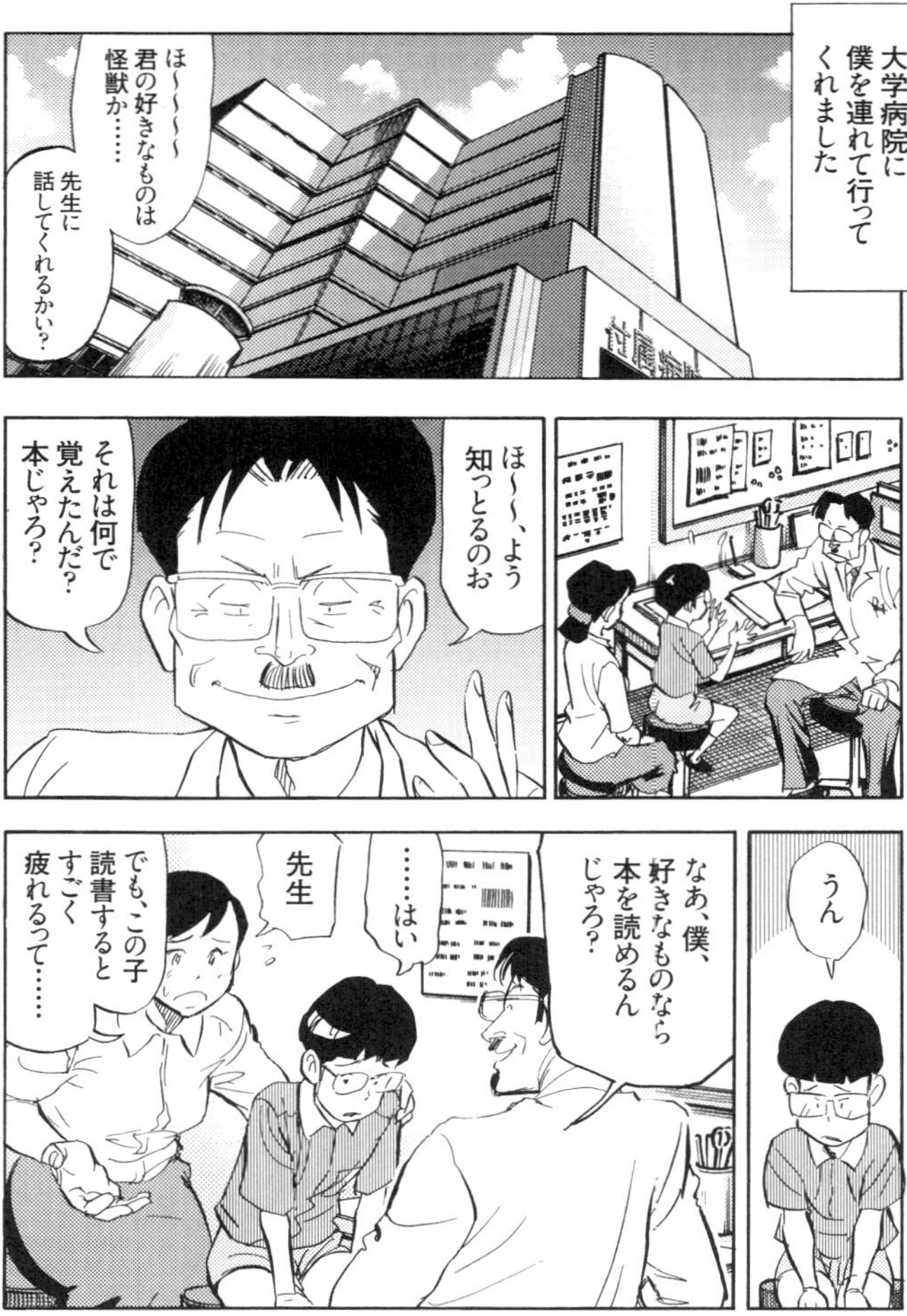
大学病院に僕を連れて行ってくれました
ほ～～～～君の好きなものは怪獣か……
先生に話してくれるかい？
ほ～～、よう知っとるのお
それは何で覚えたんだ？本じゃろ？
うん
なあ、僕、好きなものなら本を読めるんじゃろ？
……はい
先生
でも、この子読書するとすごく疲れるって……

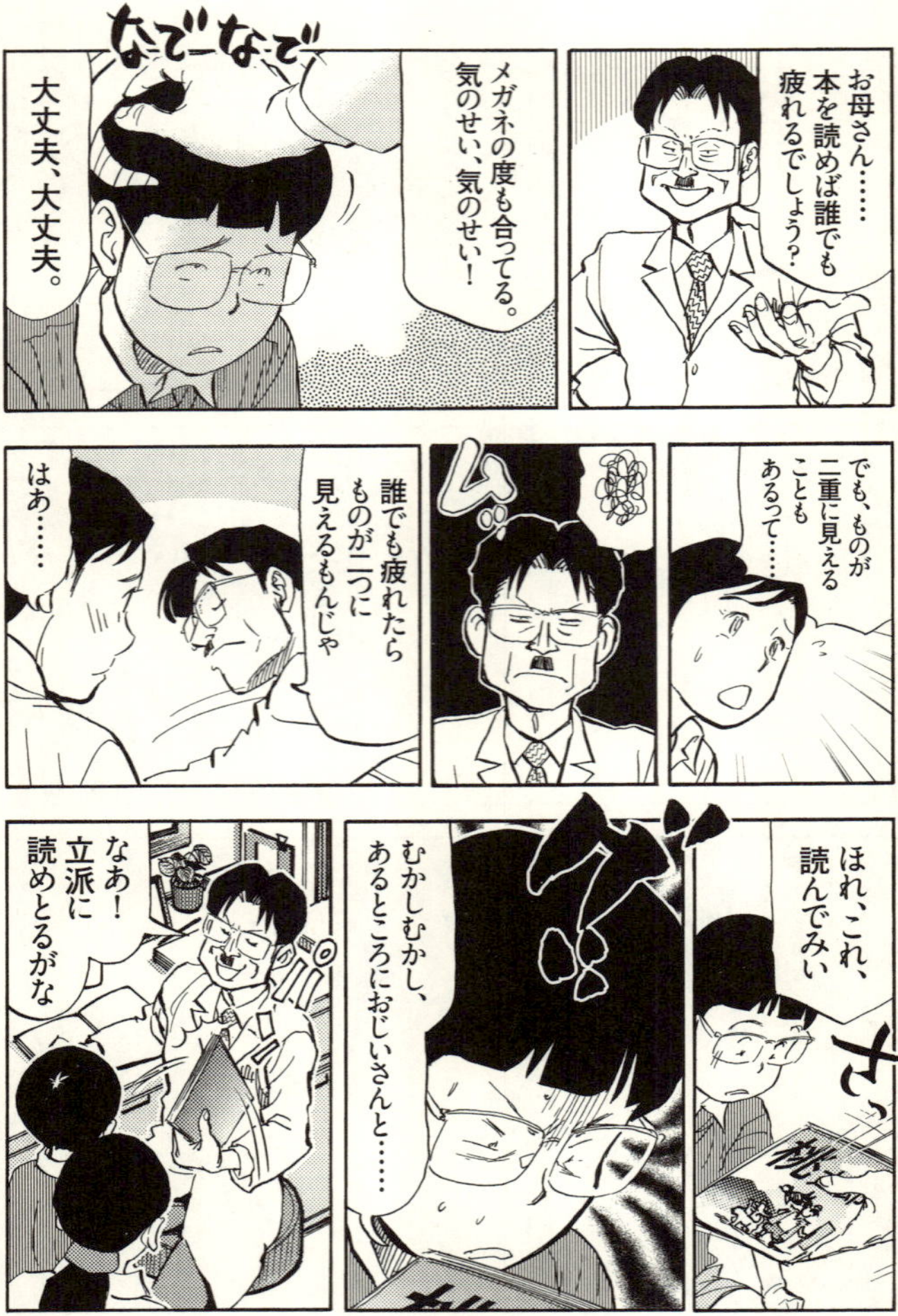
お母さん……本を読めば誰でも疲れるでしょう？
なでーなで
メガネの度も合ってる。気のせい、気のせい！
大丈夫、大丈夫。
でも、ものが二重に見えることもあるって……
ム
誰でも疲れたらものが二つに見えるもんじゃ
はあ……
ほれ、これ、読んでみい
さっ
桃
ガ
むかしむかし、あるところにおじいさんと……
なあ！立派に読めとるがな
パ

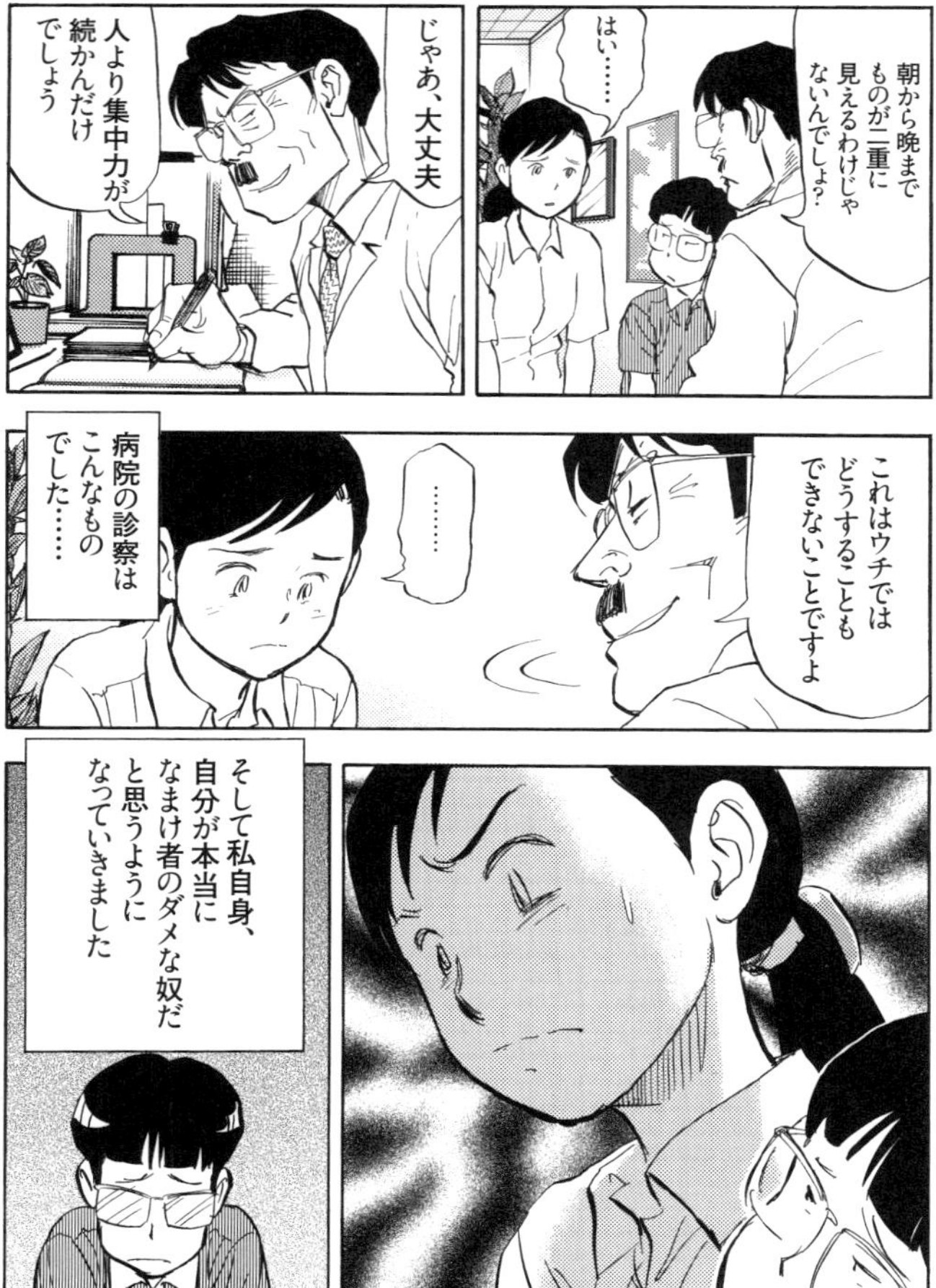
朝から晩まで
ものが二重に
見えるわけじゃ
ないんでしょ?
はい……
じゃあ、大丈夫
人より集中力が
続かんだけ
でしょう
これはウチでは
どうすることも
できないことですよ
………
病院の診察は
こんなもの
でした……
そして私自身、
自分が本当に
なまけ者のダメな奴だ
と思うように
なっていきました

○「脳内視力不足」ゆえの〝悲劇〟をなくしたい

「脳内視力」とはどのようなものか、おわかりいただけたのではないでしょうか。

私は今、セミナーを通じて「眼と脳の関係」についてみなさんにお伝えしています。

自分の「脳内視力」を測定して、改善をされた方から、

「人生が変わった！」


という感激の声をたくさんいただいています。

「脳内視力についてはわかったけれど、人生まで変わるの……？」

でも、本当に変わるのです。これは断言できます。

なぜなら、他でもない私自身がずっと「脳内視力」の問題を抱え、それに気づかないがゆえに、これまでの人生で苦しんできたからです。そして「脳内視力」との出会いによって、自分でも驚くほど、運命がみるみる開けてきたのです。

◎なぜ〝本を読むだけ〟でこんなに疲れるんだろう？

「あ～あ、本を読むのって、なんでこんなにしんどいんだろう……」

私が、自分の〝異常〟を自覚するようになったのは故郷の岡山の小学校低学年のときのこと。授業中に教科書を読んでいると、すぐに疲れてしまうのです。

教科書を机に投げ出してグッタリしていると、先生の叱責が飛んできました。

「松本くん、しっかり集中して最後まで読みなさい！」

他の子たちのクスクス笑う声。まわりを見渡すと、他の子たちは何もなかったかのように、すぐにまた教科書を読みはじめています。

「はあ……。よくみんなは疲れないで読んでいられるなあ～。すごいなあ～」

そう、私は前章で述べた「脳内視力が弱い子ども」だったのです。

私は、いつも通信簿に「集中力が足りない」と書かれていました。

「遠くは見えても、近くが見えない」ため、教室で黒板の字はよく見えるけれど、教科書やノートの字を見るのがとても苦痛でした。

なので、ほとんどノートをとらなかったのです。授業中はしょっちゅうボンヤリと窓の外を見たりしていました。宿題もやる気が起きず、かといってマンガを読んだり、ゲームをしたくてもできませんでした。

しかし、それが視力に原因があるなんて、誰も考えません。

「もしかしたら、自分は他の子と違うのかな……」

そんな劣等感が、だんだんと私の中に生まれてきました。

○大学病院でも「問題なし。」検査もしてもらえなかった

私は学ぶこと自体は、決して嫌いではありませんでした。

いろいろなことに好奇心はありましたし、興味のあるものはものすごくがんばって無理をしてでも読んでいました。

でも、教科書や参考書は、読みたくても集中して読むことができませんでした。

活字を追っていると、字が二重に見えたりブレたりしてくるので、頭が疲れてクタクタになって、じっと机の前に座っていられないのです。

あるとき、母がそんな私を心配して、大学病院に連れて行ってくれました。

母は、診察をした医師に「この子、読書をするとものすごく疲れるっていうんです」と症状を訴えました。ところが、医師がいったのは、

「お母さん、本を読めば誰だって多少は疲れるでしょう。メガネの度も合っているし、気にしない、気にしない。大丈夫ですよ」

しかし、母はそれでも納得がいかず、

「でも、文字が二重に見えたりすることもよくあるって……」

すると、医師はため息をついた後、児童書を差し出しました。

「疲れたら、二重に見えたりするもんです。ほら、これ、読んでみなさい」

私は、本を開いて声を出して読みました。

「むかし、むかし、あるところにおじいさんとおばあさんが……」

「ほーら、ちゃんと読めるじゃないか」

医師は続けて、こういいました。

「年中、ものが二重に見えるわけではないんでしょう？　お子さんは、集中力が続かないだけでしょう。これはもうね、お子さんの問題というか、しつけの問題というか、うちではどうしようもありませんよ」

当時の大学病院の高名な先生の診察は、こんな程度のものでした。

このときの母のとまどったような、悲しそうな顔は今でも忘れられません。


おそらく医師は、私の問題の原因が集中力や気合いではないことは見当がついていたはずですし、もっとちゃんと調べようと思えばできたはずです。

しかし、「3時間待ち、3分診療」の大学病院では、時間をかけて話を聞いて、検査をしている余裕はありません。しかも、この頃は子どもの「脳内視力」不足について、問題視している専門家もほとんどいませんでした。

このときにちゃんと検査をして、しかるべき指導をしてくれていれば、学校生活がどんなに違ったものになっていただろうと、悔やまれてなりません。

根気が続かないのは「心の問題」ではない！

大学病院にまで連れて行ってもらったのに、私の周囲は何も変わりませんでした。

私はしだいに、自分は「なまけ者のダメなやつ」だと思うようになっていきました。

授業中もみんながまじめに黒板の文字をカリカリとノートに書き写しているのに、私はいかにもやる気がないように見えたのだと思います。

「勉強したくないなら廊下に立っていなさい！」

教師からそう叱られるのもしょっちゅうでした。


私は、勉強だけでなく運動もあまり得意ではありませんでした。

特に苦手だったのは野球。

たとえばキャッチボールをすると、飛んできたボールをキャッチすることすらできないのです。

バッティングもボールのスピード感が認識できず、「ここだ！」とバットを振っても空振りばかり。これは子ども心に、大きなコンプレックスになりました。

小学校時代などは特に、球技のできる子がヒーローですよね。人気があるのは、運動神経バツグンで野球、サッカー、バスケなどで活躍する子と決まっています。

「脳内視力」の弱い子どもが自信を失いがちなのは、この球技が苦手ということもけっこう大きいのです。球技がうまくできないと、体育の時間が苦痛になるし、外遊びの仲間に入れないからです。


それでも、私は根は明るいほうなので、それなりの学校生活は送っていました。

ただ、成績はおせじにも「いい」とはいえず、運動も苦手でしたが、現在でいう「不登校」になることもありませんでした。

ところが、あるときとうとう教師から告げられてしまいました。

「松本君、今日から別の学級に移ろうね」

特殊学級、今では特別支援学級と呼ばれているクラスに入ることになったのです。

私自身は友だちもいましたし、「学校嫌い」というわけではありませんでした。

特殊学級に移ってからも、むしろおおらかな環境でのびのび過ごしました。教科書を読まなくても、ノートをとらなくても、先生から怒られることはなくなりました。

ただ、普通学級の子どもたちからはあからさまに、

「バ～カ、おまえは頭がおかしいんじゃないか」

などといわれることがあり、

「僕はバカなのかな？　やっぱり他の子と違うのかな……」

とよく思っていました。このことで深く心が傷ついたことがあったのは、いうまでもありません。

しかし、このときの経験が、今の私の活動の原点になっているのです。

私の場合は、知的障害や肢体・身体に障害があったわけではありません。現在の定義でいうところの発達障害、学習障害（ＬＤ）もしくはＡＤＨＤ（注意欠陥・多動性障害）とみなされていたのでしょう。

特殊学級では幸いなことに、ていねいに教えてくれるいい担任の先生にめぐりあいました。

「自分のペースでいいからがんばろうね」

担任の先生のおかげで、私はマイペースながらも勉強に向き合うようになり、ふたたび普通学級に戻ることができました。

相変わらず成績は上がりませんでしたが、無事小学校を卒業することができました。

私は中学に進み、やがて高校に進学することになりました。

私が「入った」、というより「入れた」のは、自分の名前さえ入試で答案用紙に書ければ合格できる、といわれている高校です。

県内でも最低クラスの底辺校です。入学したときの半数が、中途退学になったり留年したりドロップアウトするというようなお世辞にもいいとはいえない学校でした。

そんな高校でしたが、

「僕は勉強に向いとらんだけや」

自分にそういいきかせて、学校には休まず通っていました。

ガラの悪い同級生に囲まれながら、問題を起こすこともなく、高校も3年で卒業することができました。

当時の私はまだ、自分の「眼と脳の関係」に問題があることに気づいていませんでした。

小さい頃から近視だったのでメガネはかけていましたが、「本を読めない」のが、まさか視力そのもののせいだとは考えたこともありませんでした。

何といったって、大学病院で実績のある医師から、

「メガネの度もちゃんと合っているし、気にしない、気にしない。根気よく本が読めないのは、お子さんの問題、しつけの問題ですよ」

との〝お墨付き〟をもらってしまったのですから。

勉強についていくことができないのも、球技がヘタなのも、「自分がダメな人間だからだ」と、当時の私はずっと思い込んでいました。

そんな私の人生に高校卒業後、転機がやってきたのです。

◎「眼と脳の関係」に気づいたとき、〝疑問〟がすべてとけた！

高校卒業後、私は就職するもどの仕事をやっても長続きせず、職場を転々としてい

ました。当時はバブル時代であったため、すぐに仕事をみつけることができたのは幸いでした。

その一大転機になったのは、20歳で就職した、全国展開をしている大手眼鏡店のチェーンでのことでした。

自分自身ずっとメガネをかけてきたので、「ここで働いたら自分でメガネをつくれるようになるだろう」くらいの気持ちでしたが、私に合っていたようで、メガネの販売の仕事が大好きになっていったのです。

私の売上成績はぐんぐん伸び、1年も過ぎた頃には、加工、接客、販売まで、何から何まですべてのプロセスをこなし、「メガネづくりは天職だ！」と感じるようになっていました。

そして、26歳のときに独立し、小さいながらも地元・岡山のメガネ店の店主になりました。

しかし、世の中は甘くありませんでした。売上げは低迷。

閑古鳥が鳴く店で時間を持て余し、

「ちょうどいい、この機会にメガネの勉強をやり直そう……」

これが私の人生が劇的に開けていくはじまりだったのです。私は検査の方法を調べたり、眼のしくみについて、あらためて学び直しました。

そのなかでだんだんわかってきたのが、眼と脳のつながりの重要性です。

そして、**自分自身にも「眼と脳の関係」に問題があったのだ**と気づきました。この「眼と脳の関係」についての検査は、日本ではあまりポピュラーではなくほとんど行なわれていませんが、アメリカやヨーロッパでは当たり前のように行なわれている検査です。実際に、現在、この検査を日本で行なっている人は、私は含めて数名しかいません。

そこであるとき思い立って、自分の眼と脳に合ったレンズを調整してみました。

何なんだ、これは！

そのメガネをかけたときの驚きは、言葉ではいい尽くせません。「視界が開けた」とよくいいますが、そんな生やさしいものではありませんでした。

そこには〝生まれてはじめて見る世界〟が広がっていたのです。

小学生のときに教科書が読めなかったのも、ノートをとれなかったのも、球技がヘタだったのも、すべてこれだったのか……！

実際に、そのレンズの入ったメガネをかけはじめてから、勉強のために本を読むのも、疲れをほとんど感じなくなりました。読んでいるうちに文字が二重になることもなく、疲労を感じることもなく、学ぶというのはこんなに楽しいものだったとは！

私はますます勉強に熱中していきました。

そうして学んだことを現場で実践するため、来店されたお客様に、

「今日、お時間ありますか？」

と声をかけて、ていねいに時間をかけてカウンセリングをし、検査をして「眼と脳の関係」について詳しくお伝えしたのです。

カウンセリングをすると、メガネの度数は合っているのに「かけていると眼が疲れる」とか「頭痛がする」と訴える人がたくさんいました。そんな方々にぴったり焦点

の合うレンズをつくるうちに、しだいに地元で口コミが広がっていきました。

「あそこのメガネは長時間かけていても疲れないよ」

「見え方が全然違う。立体感がくっきりわかるんだよね！」

そんな評判が伝わって、徐々に客足が増えたのです。

お客様の悩みを何度も聞いて、その方に合うメガネをつくる。「根気がない」といわれ続けた子どもの頃が、自分でもウソのような集中ぶりです。

また、実際に検査をしていくと、文献に出ていることとは違っていることもあり、検査した数値通りに調整してみても、お客様に合ったメガネをつくることができないということもしばしばありました。そこから先は、手探りの独学です。

そうした粘り強さを発揮できるようになったのも、正しい「脳内視力」を回復したからこそでしょう。その後も脳内視力の重要さに対する確信が強まっていきました。

大型免許の「深視力検査」に合格するためには？

あるとき、男性のお客様が私の店にやってきました。

「この店はていねいに検査してくれるって聞いたんだけど……。僕、大型免許をとりたいんだけど、深視力検査がどうしても通らないんだ。何とかなるかな?」

これは、まさに「眼と脳の関係」の問題です。

深視力とは、眼の機能のひとつで遠近（距離）感・立体感を把握する能力のこと。大型免許やバスやタクシーのドライバーに必要な二種免許を取得するには、深視力検査に合格しなければなりません。

その男性は、あちこちのメガネ店や眼科で相談してみましたが、深視力検査にパスできるメガネやコンタクトレンズがつくれなかったのだそうです。

「わかりました。やってみましょう」

私は時間をかけて、あらゆる検査をしました。そして完成したメガネで、この方は深視力検査に再チャレンジしたところ、見事に受かったのです。

「ありがとう！　あんなに苦労していたのに、一発で合格しました！」

わざわざ店に報告に来てくださり、それまでは運転していても路面の凸凹が見えづらかったのも「よく見えるようになった」など、いかに今までと見え方が違うかを熱心に話してくださいました。そして、

「僕、ブログをやっているんですが、こちらのお店のメガネのことを書いていいですか？」

もちろん快諾しました。当時の私はまだパソコンに詳しくなく、店のホームページもなかったのですが、この男性は、私の店の宣伝サイトまでつくってくれたのです。

ネットの情報伝達力とはすごいものです。

やがて岡山県内のみならず、全国からお客様が来られるようになりました。「深視力検査に受かるメガネをつくってくれるって、ネットで見たので来ました」というお客様がどんどん増えていきました。

「大型免許はあきらめかけていたんだけど、もう人生設計が変わりましたよ。これからはやりたいことが何でもできるなあ〜！」

深視力検査に受かった方たちから、喜びの声をいっぱいいただきました。

◎「がんばりたいのにがんばれない」人へ

ネットの口コミが口コミを呼んで、ついには東京・銀座にも事務所を開くことになりました。

私が活動を広げるようになったのは、多くのお客様から、「松本先生のメガネと出会うことで、どれだけの人が救われるか。もっと眼と脳のことをたくさんの人に伝えたほうがいいですよ」という力強い後押しをいただいたからです。

さらに各界で活躍されている著名な方々も、私の生い立ちやメガネづくりの理念に共感し、お客様を次々と紹介してくださるようになったのです。これは本当に涙が出るほど、ありがたいことでした。

しかし現在「眼と脳の関係」の知識についてはまだまだ普及していないのが現状です。

なぜなら、ちゃんと調べるにはていねいなカウンセリングをして、時間のかかる検査をする必要があります。しかし実際は「近視、老眼、乱視などを矯正できればいい」ということで、それ以上の眼と脳の関係の検査が一般に行なわれていないのです。

私のつくるメガネは評判が評判を呼んで、いつからか、

「人生が変わるメガネ」

そう呼ばれるようになりました。

私のもとには、全国のお客様からの手紙が毎日、山のように届いています。

振り返ってみれば、特別支援学級に入れられたことのある私は、いつも「助けてもらう側」の人間でした。それが多くの方から「感謝の言葉をいただく側」になるとは夢のようです。

届いた手紙を、苦しいときに支えてくれた妻と一緒に読むと、

「この方も、自分のやりたい仕事を見つけたんだね。本当によかったね……」

とよく話しますが、手紙を読むたび、毎日、目頭が熱くなってきます。

「脳内視力」が改善して、職業の選択が広がった人、疲労感がなくなってバリバリ働けるようになった人、つらい頭痛から解放された人、趣味をより楽しめるようになった人、景色の美しさがわかった人……。

例をあげるとキリがありませんが、こうした数々の声は私にとってかけがえのない宝物です。

私には**「もっと早く眼と脳の関係のことを知っていたら、違う人生を歩めたかもしれない」**という思いがあります。

落ちこぼれだった私でも、「脳内視力」が回復したことで、まるで黒が白に一瞬でひっくり返るオセロのように人生が好転したのですから。

「脳内視力」を改善する方法がわからないまま、仕事や勉強に苦労していたり、人生で損をしている人もたくさんいるはずです。

日本人の3人に1人は「脳内視力」に問題がありますが、その程度は人によってさまざまです。メガネで調整しなくてもすむ軽度の人も多くいますし、体調によってもよくなったり悪くなったりします。

だから、みなさんには自分の「脳内視力」の正しい状態を知ってほしいのです。

それがわかればいろいろな体や心の悩みの原因が解明できますし、何よりも、もっと自分に自信をもってラクに生きられるようになれると思います。

がんばりたいのにがんばれない、集中力が続かない、運動やパソコン作業がうまくできなくてコンプレックスになっている……。そんなつらさは、私が誰よりもよく知っているつもりです。

◎「その人本来の能力」を発揮するために

私には一つの「夢」があります。

それは小さい頃の私のような悩みを抱える子どもを1人でも少なくすること。

「僕は他の子より集中力がない」

「僕は根性が足りないんだ」

「私はダメな子なんだ……」

「脳内視力」が原因で、そんなふうにつらい思いをしている子どもたちを、残りの人生で1人でも多く助けてあげたい。それが今の私の人生の目標です。

岡山では養護学級の先生や親子を対象に、講演会を開いてきました。現在は、小児科に入って「脳内視力」の検査をしたり、いろいろな活動をしています。

私は2009年に、NPO法人「目からウロコ」も設立しました。

めざしているのは、学校での健康診断に、脳内視力検査を取り入れるようになるまで、「脳内視力」の存在を普及させること。

すべての子どもたちがそれぞれ本来の能力を発揮し、将来を切り開く力をつけるためには、脳内視力検査をして早期に対処すべきなのです。

未来ある子どもたちに、私のような体験はさせたくありません。

自信をなくしていた子どもも、前よりも自分のことを好きになれるでしょう。そんな自己肯定感こそが、子どもをぐんぐん伸ばしてくれるのだと思っています。

□コラム　現代のこんな〝生活スタイル〟が、「近視」を進めている

日本人の3割から4割は「近視」といわれており、特に小中学生の視力低下が増えています。また、かつては眼が悪くなるのは「中高生まで」とされていましたが、大人になってから視力が落ちる人も目立ちます。

それは私たちの生活や仕事のスタイルが変化したことに、大きな原因があります。ここ20年くらいでパソコン、携帯電話、最近ではスマートフォン、タブレット端末が普及して、現代人の仕事の仕方は急激に変わりました。

しかも、仕事や勉強をしていないときでさえ、私たちは携帯やスマホでメールをしたりゲームをしたり、絶え間なく近くを見続けています。都会の電車の中では、3人に2人は携帯をいじっています。近年あたりまえになったこのような生活様式が、近

視の増加を加速しているのは明らかでしょう。

では、なぜ人は近くを見続けると近視になるのでしょうか。

私たち人間は大昔、狩りや農耕をして生きていました。

特に狩りをするときは、ほかの猛獣との闘いに勝たなければ生き延びられません。遠くにいる肉食動物をいち早く見つけなくては、食べられてしまうからです。視力がいいか悪いかは、死活問題だったのです（今でもアフリカのマサイ族の人たちは、視力５・０とか６・０を保っているといわれていますね）。

ところが、長い人類の歴史のなかで、たかだかこの数十年で近くばかり見る生活をするようになりました。

人間も動物ですから、近くを見続けるのはストレスになります。

動物としての本来あるべき自然な姿からすれば、かなり無理をしているのです。そのような眼と脳への過重なストレスは、近視の悪化だけでなく、「脳内視力」にも悪影響をおよぼすことはいうまでもありません。

近くを見ると、焦点を合わせるときに外眼筋《がいがんきん》や毛様体筋《もうようたいきん》はギュッと緊張します。ということは、現代の人々のように近くばかり見ているので、眼のまわりの筋肉が硬くなって疲労を起こしやすくなります。

そこで近くばかり見るのをやめれば、近視の進行を食い止めることができるのですが、いまやパソコンや携帯のない生活は考えられません。

すると近くを見るときは、外眼筋や毛様体筋を緊張させなくても、だんだんと焦点が合うようになります。そのかわり遠くのピントはぼやけてしまいます。遠くのピントを合わせることをあきらめて、長時間近くを見ていてもうまく疲れないようにしているのが、近視の状態というわけです。

つまりは、今の生活の必然性に合わせるために、近視になっているのです。

この〝近くばかりを見る生活〟でより大きな影響を受けるのが、「脳内視力不足」の人たちです。

なぜなら、遠くを見るなら、ある程度焦点がズレてぼやけていても困りません。けれど、近くのパソコンや本を見る・読むときには——そのズレは許されないからです。

3章

驚きの体験！「脳内視力」がよくなると〝いいこと〟いっぱい！

――体が軽くなる・集中できる・心まで前向きに変わる！

体も心も生き方までも！「うれしい変化」が続々と起きる

「脳内視力」がよくなると、体や心の健康の向上はもちろん、ふだんの生活も楽しく送れるようになります。さらに人生だって変わります。

「まわりの景色の美しさに感動しました」
「疲れずに仕事ができるようになって、昇進しました」
「集中力がアップして、念願の資格試験に合格しました」

私のもとに届く報告には、ただ単に「きれいに見えるようになりました」というだけでなく、環境や意識の変化を喜んでいる声が多いのです。

「脳内視力に早く気づいてよかった。知らないままだったら、私の人生は違っていたかもしれません」

そんな言葉をいただくたびに、もっと多くの人に「脳内視力について伝えなければ！」と意欲がわいてきます。

そこでみなさんに「脳内視力」改善の励みにしていただくために、体にも心にも起きるメリットを一挙にご紹介しましょう。

「脳内視力」がよくなると起きるメリット1

頭痛が消える

「脳内視力」がよくなって起きる変化で、最も多いのは頭痛の解消です。

頭痛にはいくつかのタイプがありますが、代表的なのは「偏頭痛」と「緊張性頭痛」です。

偏頭痛は、ストレスや緊張、ホルモンの影響などが原因といわれています。頭の血管が拡張することによって起こり、ズキズキとした強い痛みをともないます。

緊張性頭痛は、ストレス、肩や首のこり、眼の疲れなどが原因とされています。頭全体がしめつけられるような、重い痛みがあります。

どちらの頭痛も〝緊張〟が関与していて、日常生活に支障をきたすくらいつらいものですが、「脳内視力」の回復で、改善が期待できます。

その理由は、眼の周囲の筋肉がゆるむためです。

「脳内視力」が悪い人は、近くを見るときに左右の眼のピントを合わせるために、寄り眼になって筋肉の緊張を強いることになります。

しかし、左右の眼のピントが合うようになると、ギューッと緊張させる必要はありません。**眼のまわりの強い緊張状態が解かれることで、頭部全体の緊張が緩和され、頭痛もやわらぐ**のです。

ただし、すべての人の頭痛の原因が「脳内視力」にあるとは限りません。頭痛がひどい人は、専門科（病院）も受診することをおすすめします。

「脳内視力」がよくなると起きるメリット2

肩こりがよくなる

今ではデスクワークにパソコンは不可欠ですが、長時間パソコンに向かっていると、筋肉が緊張してこわばり、疲労物質がたまってしまいます。その結果、神経が刺激されて、首、肩、背中のこりや痛みが起きます。

「脳内視力」の回復で、頑固な肩こりがウソのようにスッキリ改善してしまう人もいっぱいいます。

「脳内視力」が悪い人が、肩がこるのは〝姿勢〟に原因があります。

「眼球視力」がどんなにいい人でも、パソコン作業をしているときに、文字は見えているのに前かがみになるのは、単純に姿勢が悪いからではありません。左右の眼の焦点が合わないから、ついつい自分では気づかずに、前かがみになって画面を凝視してしまうのです。そうすると、おのずと首、肩、背中の筋肉がこわばってきます。

しかも人間の頭は重いので、その頭を支える首を傾ける姿勢をしていると、首から肩にかけて筋肉はコチコチになってしまいます。

しかし「脳内視力」がよくなれば、画面に眼を近づけなくても見えるようになります。文字がブレたり、二重になることもありません。それによって、**ラクに正しい姿勢を維持できるようになり、首、肩、背中のこりも改善する**のです。

「脳内視力」がよくなると起きるメリット3

睡眠不足の悩みが解消

「睡眠時間が眼と関係する」ってどういうこと……？

そう思われるかもしれませんが、理由はいたって単純。「脳内視力」がよくなれば、脳の疲れが解消されるので、長時間眠らなくても元気に活動できるのです。

「脳内視力」が悪い人は、常に脳ががんばって両眼の調整をしなくてはなりません。

「脳内視力」が正常な人と比べると、脳の疲れ方は何倍にもなります。

体の疲れは入浴などでとれますが、脳の疲れをとるには睡眠しか方法がありません。

ところが、ふだんから眼と脳を酷使していると、いくら寝ても回復しません。

だから、「脳内視力」が悪い人には、

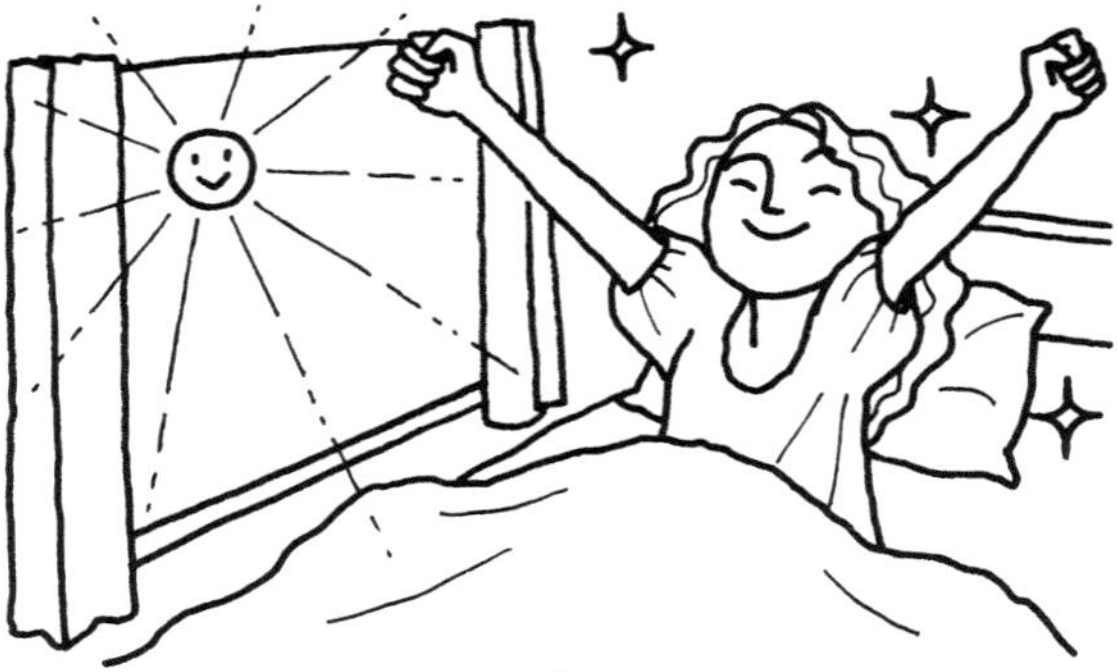

“朝の目覚め”もスッキリ！

「寝ても寝ても疲れがとれなくて、頭がすっきりしないんです」

という人が多いのです。

それは脳内視力が悪い人は、疑似遠近感・疑似立体感・疑似距離感をつくるため、他の人よりも脳に負担がかかるのです。

遅くまで残業をして、同僚から「これから飲みに行こうか」なんて誘われても、「とんでもない、早く帰って寝ないと体がもたない」そのために、「つきあいが悪いヤツ」と陰口をいわれてしまうことも。

そんな人でも「脳内視力」が改善されると、**「8時間以上寝ないとやっていられなかった」**のが、**「6時間睡眠でも全然平気」**になった人もいます。

「脳内視力」がよくなると起きるメリット4

集中力が続く

「集中力がない」という人のなかには、「脳内視力」不足が原因である人は多いはずです。日本人の3人に1人は、眼から脳へと伝わる情報が正確に届いていません。つまり4000万人は「脳内視力」に異常があるわけですから、それだけ「脳内視力」が弱いために「集中力がない」人もいると思われます。

仕事でも勉強でも、近くをじっと見続けたり、文字を読む作業がつきものです。そのとき右眼は1行目を見ているのに、左眼は5行目を見ています。となれば、読み直し、読み飛ばしが多くなり、内容がすっと頭に入ってきません。それでは「集中力が続かない」のも当たり前ですね。

右眼と左眼がちゃんと同じ行を見るようになれば、眼も脳もストレスなく読み続けることができます。文章がスイスイ頭に入ってくれば、効率もアップ。やる気も出てきますし、仕事や勉強にとりくむモチベーションもぐんぐん上がります。

そして、集中力が続くことによる最大のメリットは何といっても、自分に自信が生まれること。

小さい頃から「おまえはがんばりが足りない」といわれてきた人でも、自分自身がダメなせいではないことがわかります。「脳内視力が弱いせいだったんだ」と気づけば、ラクな気持ちで生きられるようになるのです。

「脳内視力」がよくなると起きるメリット5

理解力が上がる

理解力が上がる。記憶力がよくなる。暗記力がつく。

これも「脳内視力」の回復がもたらすメリットです。

右眼は1行目を見ているのに、左眼は5行目を見ているということは、視線が散漫になっているということです。眼と脳はつながっていますから、視線が散漫になっていれば、思考もまとまりません。

それが**右眼と左眼の焦点が〈ぴたっと〉合うようになることで、眼で追っている行の意味が瞬時に理解できるようになる**のです。

ということは、長い文章を読んでいても、要点が頭の中ですぐに整理されます。ま

「本を読むスピード」も速くなります

た、脳内で情報が鮮明に認識されるので、記憶力や暗記力もついてくるのです。

「脳内視力」がよくなって、「本を読むスピードが上がった！」という人がいます。以前から速読の教室に通っていて、成績が急激に伸びたのだそうです。

同じ教室の人たちもビックリしていたらしいのですが、不思議でも何でもありません。

「脳内視力」が向上するのは、〝脳〟というコンピュータの稼働負担を減らしたようなもの。眼から入った情報をダイレクトに処理できるようになるため、読みとる速さがアップするのは当然のことなのです。

「脳内視力」がよくなると起きるメリット6

学力が伸びる

教科書の読み直し、読み飛ばしがなくなるだけで、学力は一気に上がります。

私は、発達障害の子どもたちに「脳内視力」の検査をしていますが、脳内視力改善によって見違えるように勉強をするようになった子どもがたくさんいます。

また、「うちの子は、特別支援学級に移るようにいわれていまして……」と親御さんから相談されることもよくありますが、**「脳内視力」の回復をはかることで、特別支援学級に移らなくてすんだ例がいくつもあります。**

誰でも「脳内視力」に異常があっても、ものは見えているので、自分の眼で見ているものが正常だと思っています。

大人なら「近くを見る作業をすると、やたら疲れるな。眼に何か問題があるのかも」と疑う人もいるでしょう。

しかし子どもは、「遠くは見えても、近くが見えない」としても、それが異常とは思わず、「疲れる」とか「つらい」とは訴えません。

親はそれがわからずに「この子は勉強ができない」とこぼしたりするわけですが、そのなかには**本当は高い学力を備えている子どももいる**のです。

もしも、お子さんが「いくら叱っても勉強しない」のだとしたら、一度「脳内視力」検査を受けさせてあげてください。

「脳内視力」がよくなると起きるメリット7

スポーツが上手になる

「脳内視力」の回復で、大人から子どもまでみなさんに喜んでいただけるのが、スポーツが上手になること。

「脳内視力」に異常があると、野球、サッカー、テニス、ゴルフといった球技がうまくできません。それでも「脳内視力」が悪い人が、うまくないなりにキャッチボールなどをしているのは、脳が「ボールは丸い」ということを認識しているからです。

遠近感・立体感・距離感は、脳でつくられているので、「脳内視力」が悪い人は、ボールを見たときに「これは丸いボールだ」と脳が判断します。

ところが、**眼には「球」ではなく、二次元の「円」として映っている**のです。そのため、脳で円を球につくりかえているうちに、とりそこなったりするわけです。

「脳内視力」がよくなると、「ボールってこんなに丸かったんですね！」とおっしゃる人がときどきいますが、それは立体感が正しくとらえられるようになったから、ちゃんと「球」として見えるようになったのです。


球技は、運動神経うんぬんよりも動体視力が重要です。そして球技は、眼と脳がとらえる立体感や距離感の正確性がものをいうスポーツといえます。

「脳内視力」が改善することで、子どもはスポーツが楽しめるようになりますし、大人も趣味のテニス、ゴルフなどの腕がグッと上がります。また、クルマの運転が苦手だった人も、格段にうまくなります。

「脳内視力」がよくなると起きるメリット8

乗り物酔いをしなくなる

「脳内視力」と「乗り物酔い」は一見関係ないように思えますが、実は大ありです。

クルマ、バス、電車は動いていますよね。動いている乗り物に乗っているとき、窓の外を見ると、景色も〝動いて〟どんどん通りすぎていきます。

このとき**遠近感・立体感・距離感がきちんと脳でつくられていない人や、動体視力が弱い人は、乗り物酔いになりがち**な傾向があるのです。

「脳内視力」に問題がない人は、景色が移り変わっていくのが、脳に正しく映し出されています。しかし、「眼と脳の関係」がうまくいっていない人は、ボヤーッとした景色がハイスピードで通りすぎていきます。

だから、「脳内視力」に異常がある人と、そうではない人とでは、酔い方が違ってくるのです。

よく「旅行に行くと疲れる～」という人がいますが、それは移動中に知らず知らずのうちに疲れているためでしょう。乗り物に乗っている間は、動き続ける景色が眼に入ってきて、脳はフル回転。旅先で寝ても、疲労は一晩でとれるものではありません。

遠近感・立体感・距離感がつかめるようになれば、車窓からの景色をゆったり眺められるようになります。旅行中だって、元気いっぱいで過ごせるでしょう。

「脳内視力」がよくなると起きるメリット9

見える世界が変わる

「脳内視力」がよくなれば、遠近感・立体感・距離感がくっきり浮かび上がってきますが、そうなると「世界が変わる！」といってもいいすぎではありません。

「景色の美しさを知って、涙が止まりませんでした……！」

「今まで見ていた世界は平面だったんですね」

「夜景がこんなにきれいなものだったなんて知りませんでした」

これは強度の「脳内視力」不足だった人たちの感想です。

それまで、**ほとんど二次元で見ていたのが、しっかりと三次元で見えるようになって、まさしく「世界が変わった」**のです。

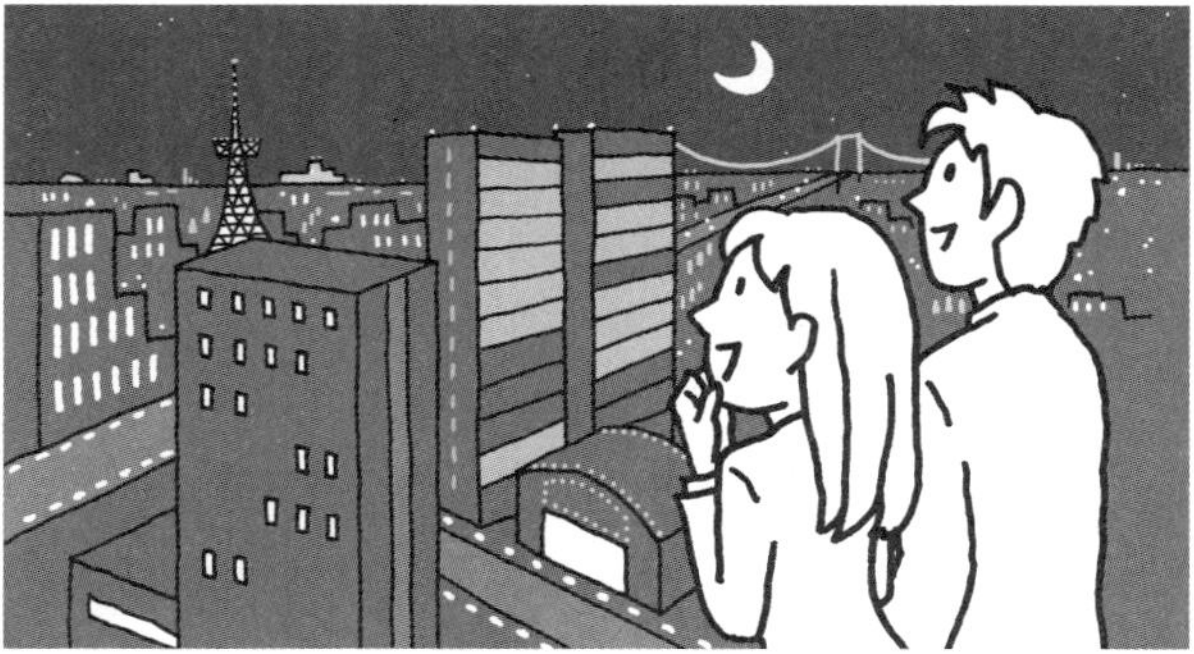

“三次元で見える世界”は、感動モノです

たとえば夜景を見ても、今まではネオンが平面的にキラキラ光っていただけです。しかし、ひとつひとつのビルの高さ、形、まばゆい光の輝き具合がイキイキとわかります。それは今まで見ていたものとは、まるで別世界なのです。

そんな感動を知らないでいるのは、せっかくの人生がもったいない。あなたも「脳内視力」を改善して、ぜひ体感してほしいと思います。

人間は生まれてから、自分以外の眼で見たことがありません。脳内視力が改善されて、**「他の人の眼には、こんな見え方をしているんだ」**と感動したという人もいます。

今まで、花を見ても何とも思わなかったという人が、「花の本当の美しさがわかりました」と感動しておっしゃることもあるのです。

「脳内視力」がよくなると起きるメリット10

趣味を楽しめる

写真、絵、陶芸、手芸などが趣味の人もいるかと思います。
こうした楽しみが倍増するのも「脳内視力」アップのメリットの一つ。

カメラが趣味の女性は、自分が撮影した写真の風景と、眼で見ている風景は「同じだと思っていた」そうです。しかし、遠近感・立体感・距離感がわかるようになって、**「実際の景色と写真とでは、こんなに違うんだ！」**と驚いていました。
この女性は遠景を撮ったり、空を撮ったりするのですが、ますます撮影が面白くなってきたと喜ばれています。

また、「脳内視力」がよくなると、絵を描く力も上達します。

デザイン系の学校への入学を望んでいたある若者は、平面の図面を描くのは得意なのですが、デッサンが苦手で悩んでいました。

リンゴを描いても、曲線や丸みがうまく出ないのだそうです。そこで**「脳内視力」の改善をはかったところ、デッサン力をめきめき上げて、みごと志望の学校に合格しました。**

ビジュアル分野では、仕事はむろん趣味であっても「脳内視力」は大切です。

〝見え方〟一つで、作業の面白みや作品の出来は天と地ほども違ってくるのです。

「脳内視力」がよくなると起きるメリット11

気分が明るくなる

気持ちの面でいえば、イライラ、ピリピリしなくなる、やさしくなる、おだやかになる、明るくなる……などのうれしい変化があげられます。

これは本人のメリットであるだけでなく、家族、友人、職場の同僚などまわりの人にとっても、コミュニケーションがとりやすくなり、よりよい人間関係が保てます。

「うちの奥さん、脳内視力がよくなってからキリキリ怒らなくなったんですよ」という、ご主人からの感謝（？）のメッセージもいただいています。

こうした気持ちの変化は、自律神経との関わりが大きいと考えられます。

「眼と脳の関係」に問題があると、交感神経が優位になって、自律神経のバランスが

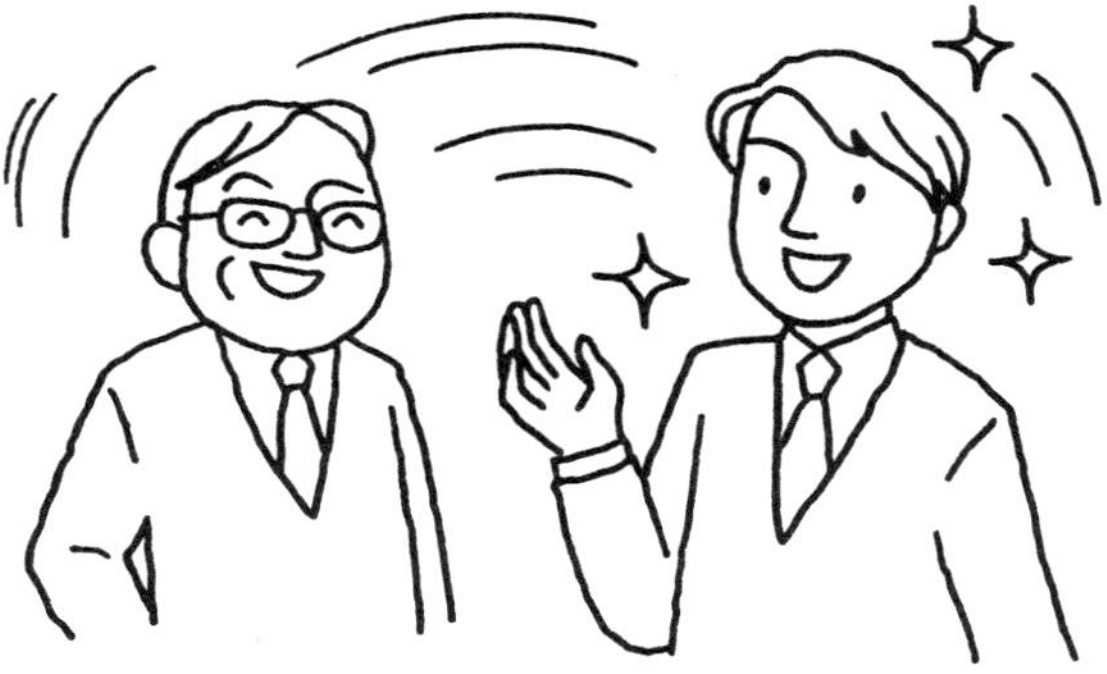

人づきあいも、ますますうまくいくように

崩れがちになります。すると、不安、緊張、イライラなどの自律神経失調症に多く見られる心の悩みがあらわれます。

しかし「脳内視力」が正常になると、自律神経の調整がうまくいくようになるので、さまざまな心の症状も消えてしまうのです。

逆にいうと、ネガティブな気分が解消できず、心療内科などを受診しても改善されないなら「脳内視力」の問題を考慮してみることをおすすめします。

「脳内視力」がよくなると起きるメリット12
人生が開ける

私のところに検査を受けにくる方たちは、「脳内視力がよくなれば結婚できるんですよね」とか「運勢がよくなるって聞きました」という方が増えてきました。

口コミが全国レベルで広がって、話がどんどん大きくなっているのです。

そういってくださるのはありがたいのですが、「脳内視力がよくなったから運が開けた」というより、正確にいうなら「自分の脳内視力を認識したことをきっかけに、その人が自ら人生を切り拓いていった」のです。

「脳内視力」の問題は、人によって程度に差があります。

ですから、問題が軽い人なら、「自分は眼も脳も疲れやすい」とわかっていれば、

「無理をしないようにしよう」と気をつけるだけでもいいのです。それによって体と心の健康を維持できますし、仕事や勉強もやりやすくなります。

また、問題が重い人なら、それが改善されれば生活の質はずいぶん向上します。

あるいは、仕事や進路も適切に選択できるでしょう。

「脳内視力」のよし悪しが関わる仕事はいろいろあります。たとえばクルマの運転や精密機械の操作、視覚的なセンスが必要な芸術系の仕事など、「脳内視力」によって自分の適性を判断すべきです。

自分の「脳内視力」の程度がわからないまま、苦労している人は多いはずです。眼と脳を酷使する仕事をしていて、がんばっても成果が上がらない。やりたい仕事があって努力しているけれど、試験に合格できない。それでは体も心もつらいですし、気合いだけでは乗り切れません。でも、「脳内視力」が悪いとわかり、なおかつ「この仕事が好きだから続けたい」なら、できる範囲でがんばればいいのです。もちろん「別の道を探そう」と方向転換をする選択もありです。多くの人が「脳内視力」の検査をして、自分らしい人生を見つけています。

4章

実践！　〝眼と脳〟がみるみる元気になる「簡単トレーニング」

――1日3分！　眼がよくなるだけで〝疲れない体〟に！

“眼と脳の関係”が必ず好転する四つのトレーニング

序章の脳内視力の測定で「問題がある」という結果が出た人にやっていただきたいのが、改善の助けになるトレーニングです。

どれも1分から3分くらいの簡単なトレーニングで、子どもからお年寄りまで、誰でもどこでもできます。特別な道具も必要ありません。

1 「眼のストレッチ」

眼をあらゆる方向にまんべんなく動かす「ストレッチ」です。所要時間は3分から4分ほど。頭を動かさずに眼を動かすようにするという簡単なものなので、はじめてトレーニングをする人でも、難なくトライできます。

2「迷路」

眼の動きが弱い人のためのトレーニング。グニャグニャ曲がった線をゆっくり眼で追いかけます。子どもも大人も、文章の読み直しや読み飛ばしの多い人の必須トレーニングです。

3「数字探し」

これも②の「迷路」と同じく、眼の動きをよくする眼球運動です。数字から数字へと眼を素早く動かして、注意力や集中力を高めます。所要時間は3分以内をめざしましょう。

4「弓矢のポーズ」

左右の眼の焦点をぴたっと合わせるトレーニング。両眼を揃えて、焦点をぴったり合わせる練習をします。遠近感・立体感・距離感がとらえにくい人は、このトレーニングを5分くらい行ないます。

これらはアメリカのオプトメトリスト（検眼士）の国家資格を取得した、「ビジョン・トレーニング」の第一人者である北出勝也さんが普及をすすめている視覚機能訓練法です。プロスポーツ選手、高齢者の認知症予防、発達障害などの子どもの視覚機能トレーニングとしても取り入れられています。

本書でご紹介するのは一例ですが、ビジョン・トレーニングにさらにご興味があれば、ぜひ北出先生のご著書をお読みください。

◎「脳内視力」改善のコツは、〝気軽にトレーニングを続ける〟こと

四つのトレーニングは、序章の「脳内視力」測定の結果を参照して、自分に必要なものを重点的にやってみてください。

どのトレーニングも、眼と脳の疲れがやわらぐのが体感できます。1カ月から2カ月ほどで、「脳内視力」の改善を実感できるでしょう。

成功の秘訣はただ一つ、続けることです。

世の中のすべてのメソッドは、続けないことには効果はあらわれません。ダイエットだろうと何だろうと、どんなにすぐれたトレーニング方法でも、途中でやめてしまったら、徐々に効果は薄れてくるものです。

現実にプロスポーツ選手や、子どもは親御さんが熱心に指導するので、絶大な効果が出ています。

ことに子どもは〝早期発見・早期対処〟ができれば、その後の人生が変わってきます。ぜひ、毎日続けてほしいと思います。気軽にやることが続けるコツです。

これからご紹介するトレーニングは、家庭でも職場でも数分でできるものばかりなので、毎朝毎晩の歯磨きのように習慣にしましょう。

①「眼のストレッチ」

「眼のストレッチ」は、これだけで行なうのはもちろん、他のトレーニングをする前に行なうと、より効果的です。

これは**眼の動きをよくする訓練**であると同時に、「準備体操」でもあります。最初にこのトレーニングを行なうことで、他のトレーニングがよりスムーズにできます。

上下、左右、右上、右下、左上、左下……と、さまざまな方向に眼を動かせば、眼球の動きがよくなり、眼の周囲の筋肉も鍛えられます。

ポイントは、**頭を動かさずに眼を動かすこと**。意識してゆっくりと眼だけ大きく動かし、ペン先を追います。仕事や勉強の合間などに、イスに座ったままでも立って行なっても、どちらでもかまいません。

「眼のストレッチ」は基礎的なトレーニングなので、「脳内視力」の判定で問題があった人は、問題の程度にかかわらずすべての人が行なってください。この「ストレッチ」で眼球の運動に慣れてから、他のトレーニングにチャレンジしましょう。

「眼のストレッチ」のやり方

1 両手にペンを持ち、左右のペン先を1秒ごとに交互に見る。これを10秒行なう。

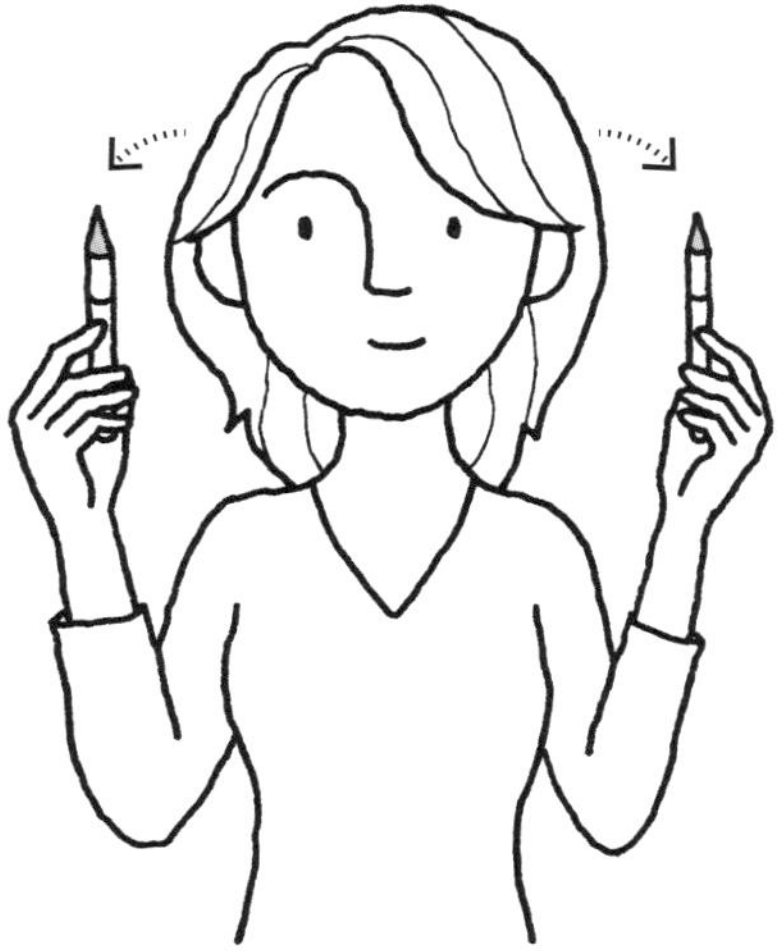

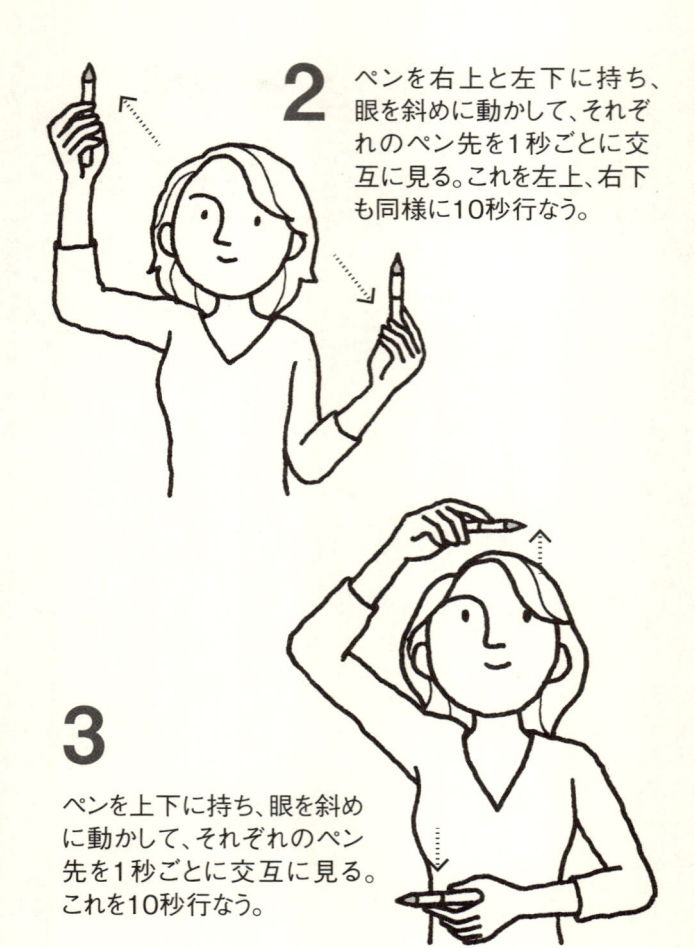

2

ペンを右上と左下に持ち、眼を斜めに動かして、それぞれのペン先を1秒ごとに交互に見る。これを左上、右下も同様に10秒行なう。

3

ペンを上下に持ち、眼を斜めに動かして、それぞれのペン先を1秒ごとに交互に見る。これを10秒行なう。

4 ペンを片手に1本持ち、円を描くようにペンを動かし、ゆっくり眼で追う。1周で10秒。逆回りも同様に行なう。大きな円を描き、眼も大きく動かすこと。

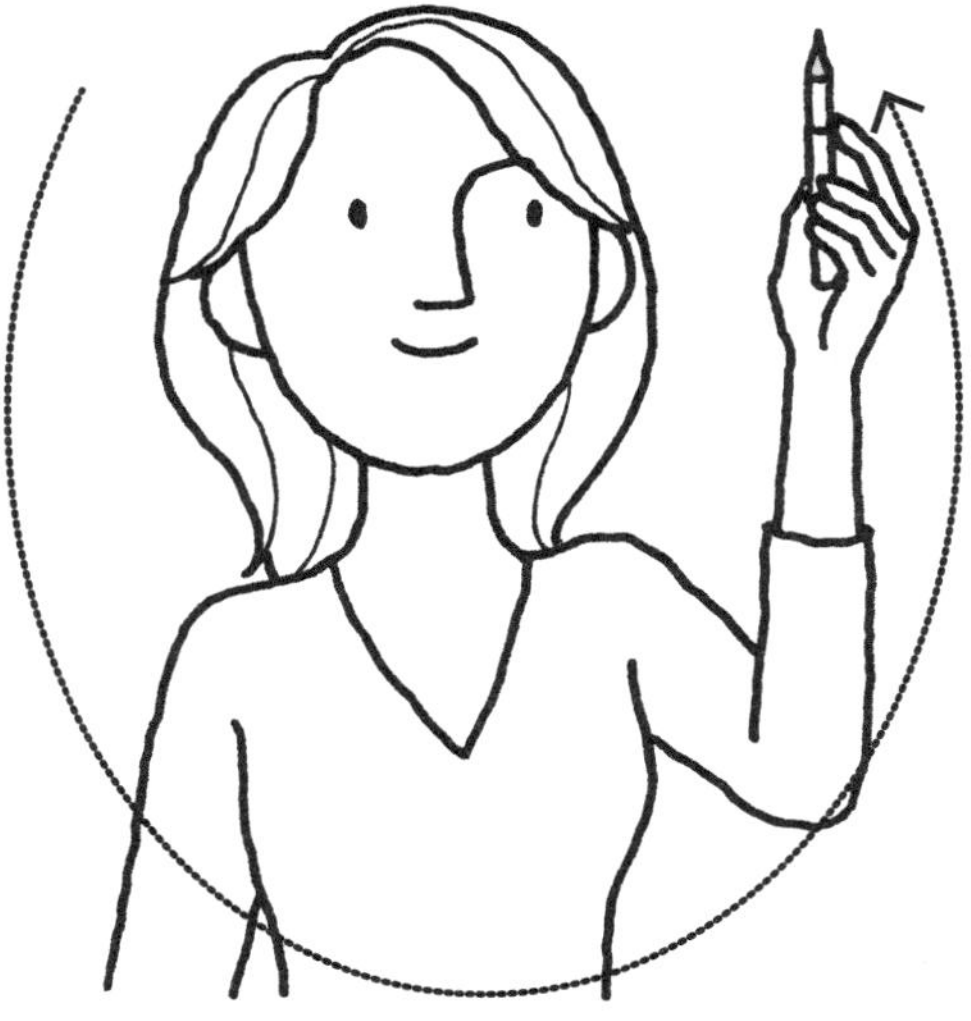

5 右から左へ、左から右へ、ゆっくりペンを動かして眼で追う。1往復で10秒。上下、斜めも同様に行なう。

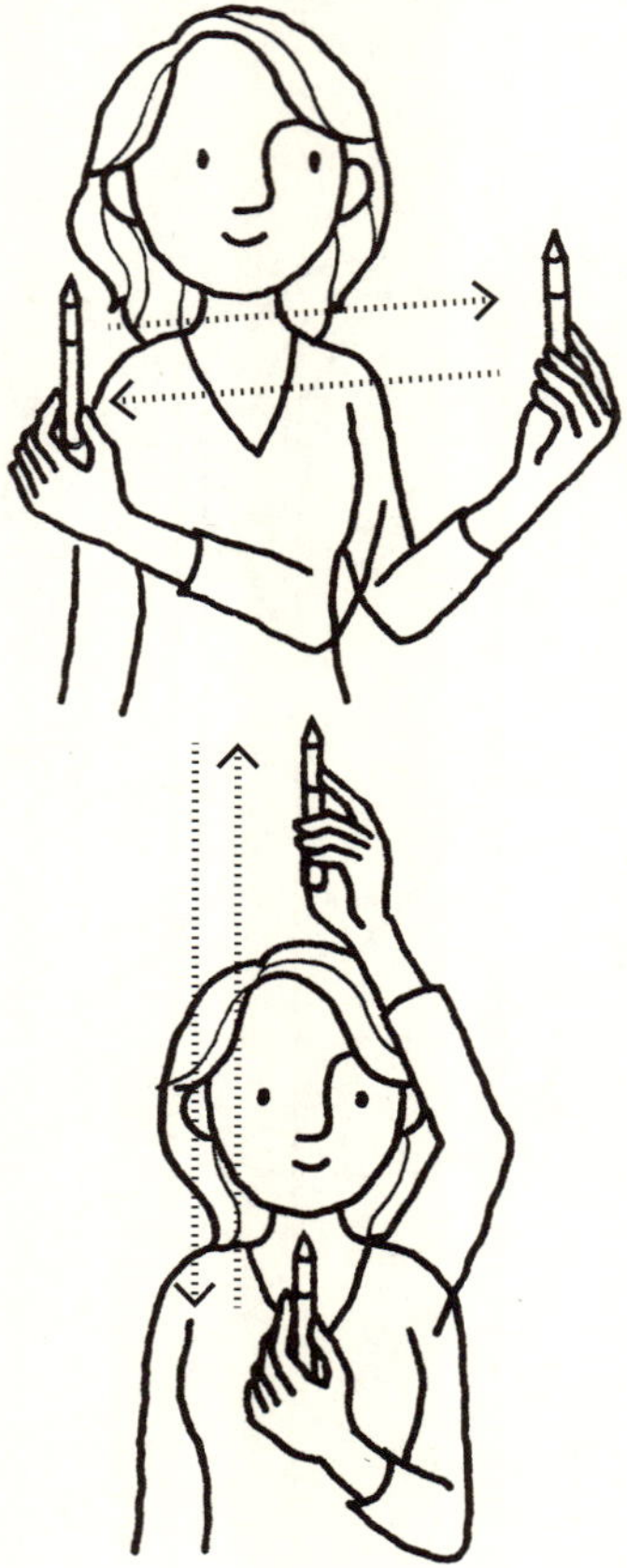

6 ペンを顔から40㎝くらい離し、ペン先が眉間にくる位置で持つ。ペンをゆっくり顔に近づけ、寄り眼をしてペン先に視点を合わせ続ける。これを30秒行なう。

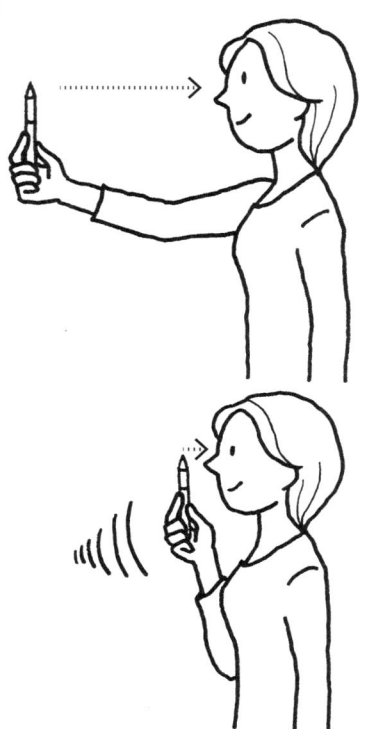

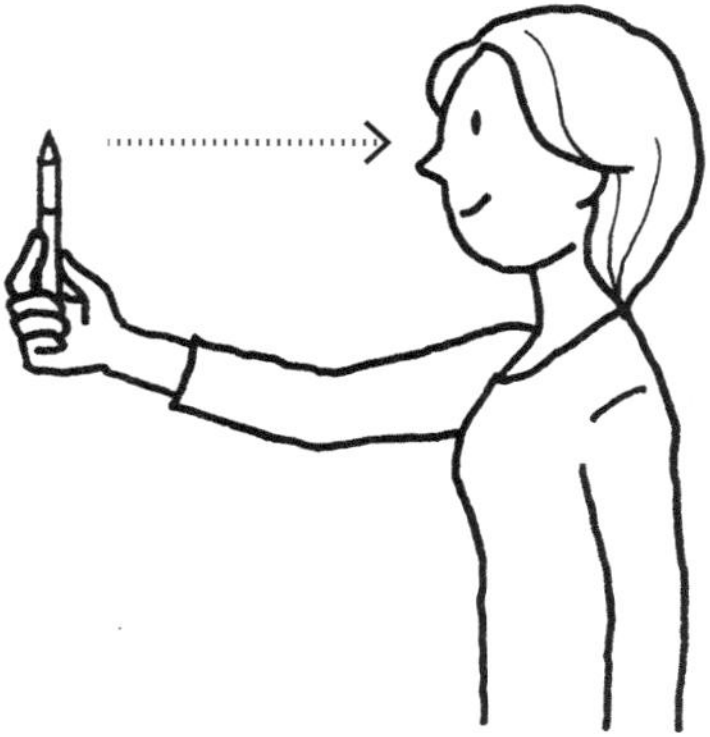

※寄り眼をすると眼が疲れるので、「疲れる!」と感じたら、途中でギュッと眼を閉じて休憩してもOK。

②「迷路」

「迷路」は**対象物をきちんととらえて、眼の動きをよくする**トレーニングです。

左右の眼が別の行を追っていて、読み直しや読み飛ばしが多くなるのは、眼球そのものの動きが弱いことが関係しています。

曲線を両眼でとらえるトレーニングをすることで、**眼から脳への情報の伝達をスムーズにします。**また、近くを見る手元の作業もラクにできるようになります。

●このトレーニングが特に必要な人

・読み直し、読み飛ばしが多い人。
・手元の作業をすると、頭痛や眼の疲れが起きる人。
・パソコン作業をすると、他の人より疲れやすい人。
・眠っても「脳の疲れがとれない」と感じることが多い人。

「迷路1」（166ページ）のやり方

A～Fのアルファベットからスタートして、1～6の数字がゴールです。
眼だけを使ってゴールまでたどりつきましょう。
所要時間は、1つのルートにつき30秒くらいをめざしましょう。
数字からスタートして、アルファベットがゴールの逆コースも行なってください。
慣れない間は、迷路を指でさわりながら眼で追っても大丈夫です。

「迷路2」（167ページ）のやり方

「迷路1」と同様に、眼だけを使ってゴールまでたどりつきましょう。
慣れない間は、迷路を指でさわりながら眼で追っても大丈夫です。

※「迷路1」「迷路2」を拡大コピー（200%くらい）すると、より眼を大きく動かすことができ、効果的です。

迷路1

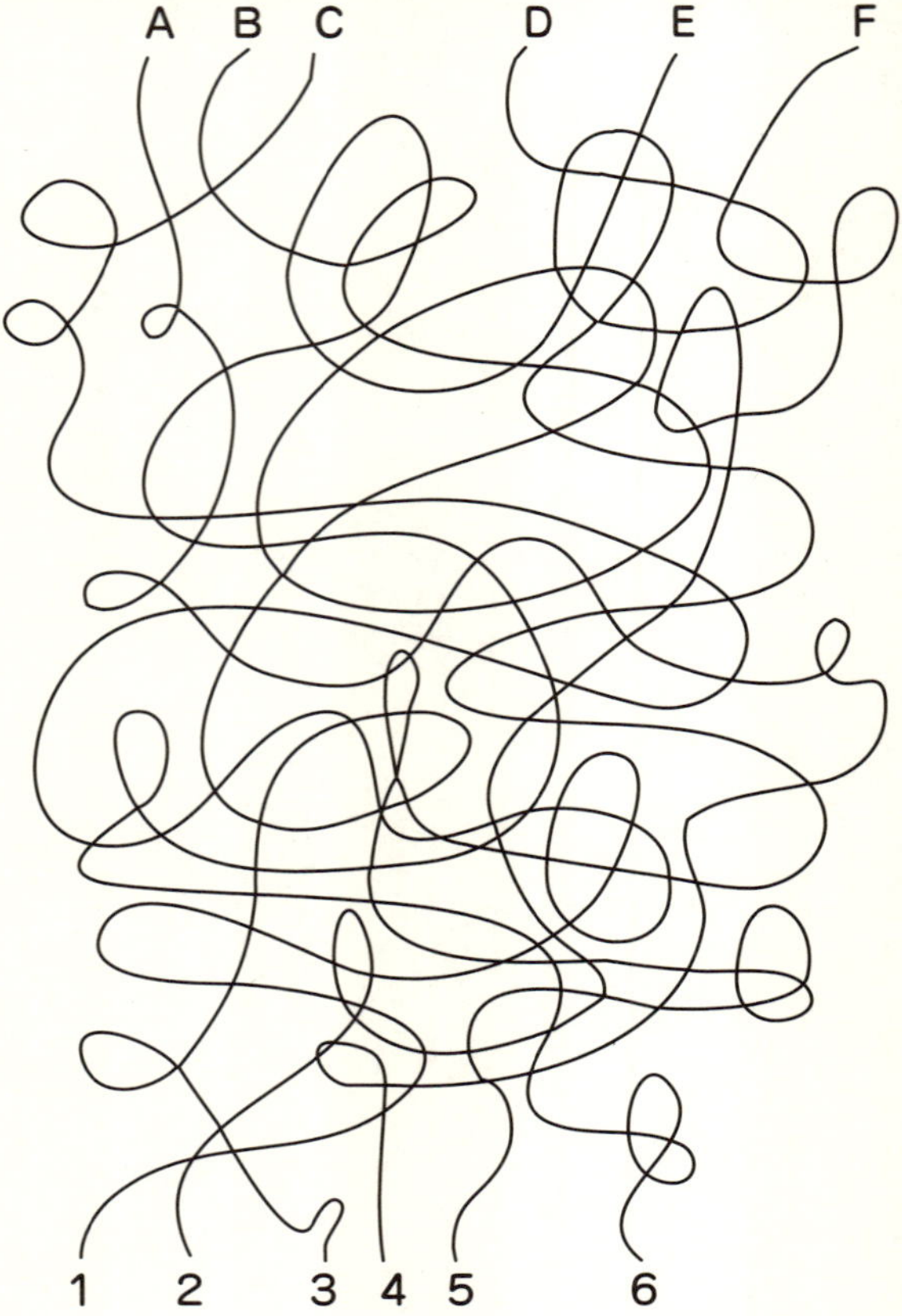

迷路2

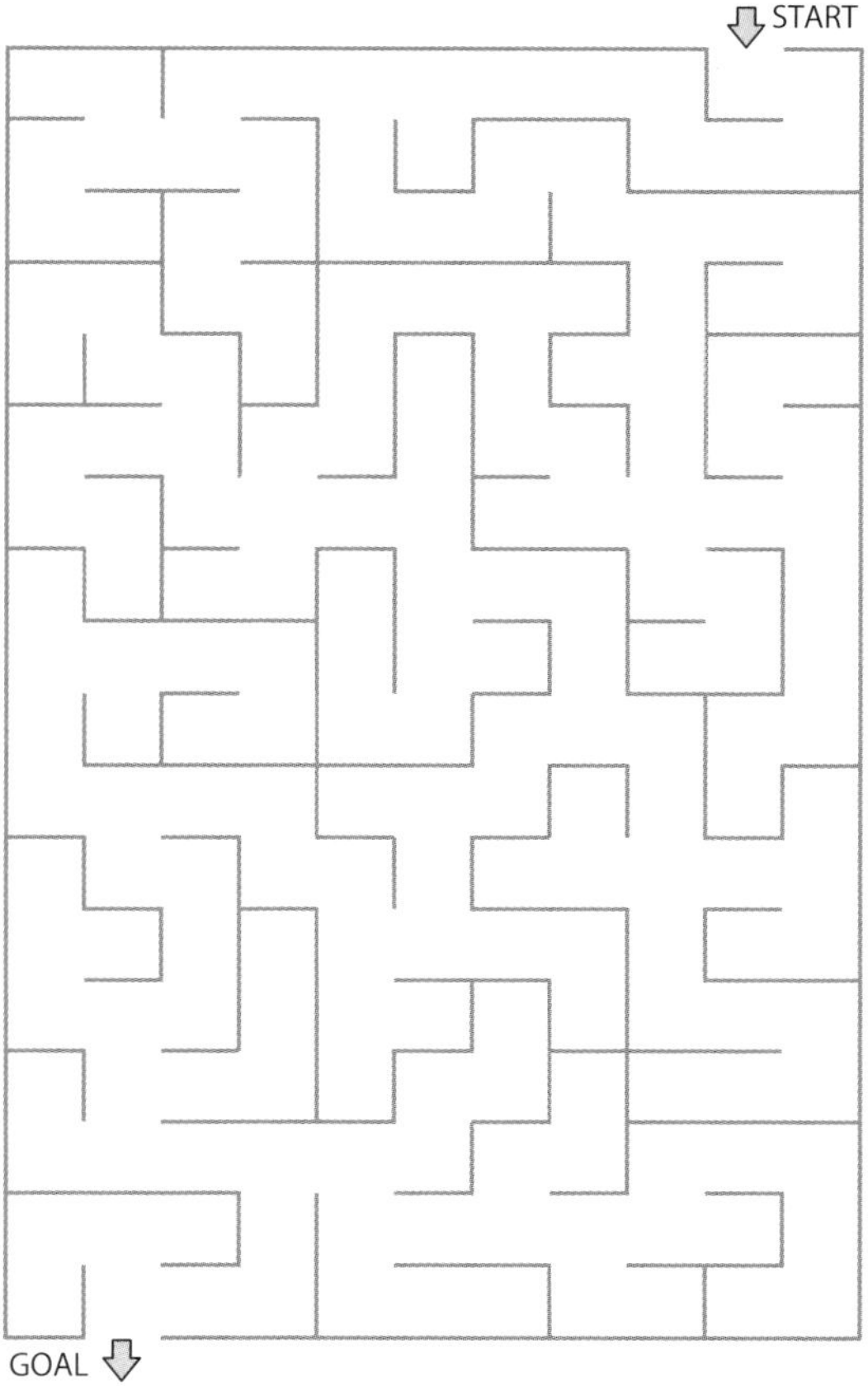

③「数字探し」

②の「迷路」と同様に、眼の動きが弱い人のためのトレーニングです。目的の数字に視点をパッパッと動かし、**眼球の素早い動きを高めます。**

数字を見つけて指で数字をタッチすることで、眼と手の連携もうまくいくようになります。クルマの運転やスポーツなど、眼で対象物を追いながら、動作をすることが苦手な人におすすめです。**注意力、集中力もアップ**します。

●このトレーニングが特に必要な人

・クルマの運転中に急ブレーキをかけたり、ヒヤッとすることが多い人。
・球技などのスポーツが苦手な人。
・動いているものを眼で追うことが難しい人。

「数字探し」（170ページ）のやり方

1から30までの数字を順番に見つけて、同時に指でタッチします。

1から30まで、2分くらいでできればOKです。

慣れてきたら、「偶数だけ」「奇数だけ」を追うことを行なってみましょう。

「五十音探し」（171ページ）のやり方

「あ」から「ん」までの五十音を順番に見つけて、同時に指でタッチします。

「あ」から「ん」まで、3分くらいでできればOKです。

慣れてきたら、好きな単語の文字（たとえば、「わかめ」「ところてん」「おこのみやき」など）を探すことを行なってみましょう。

※「数字探し」「五十音探し」を拡大コピー（200％くらい）すると、より眼を大きく動かすことができ、効果的です。

数字探し

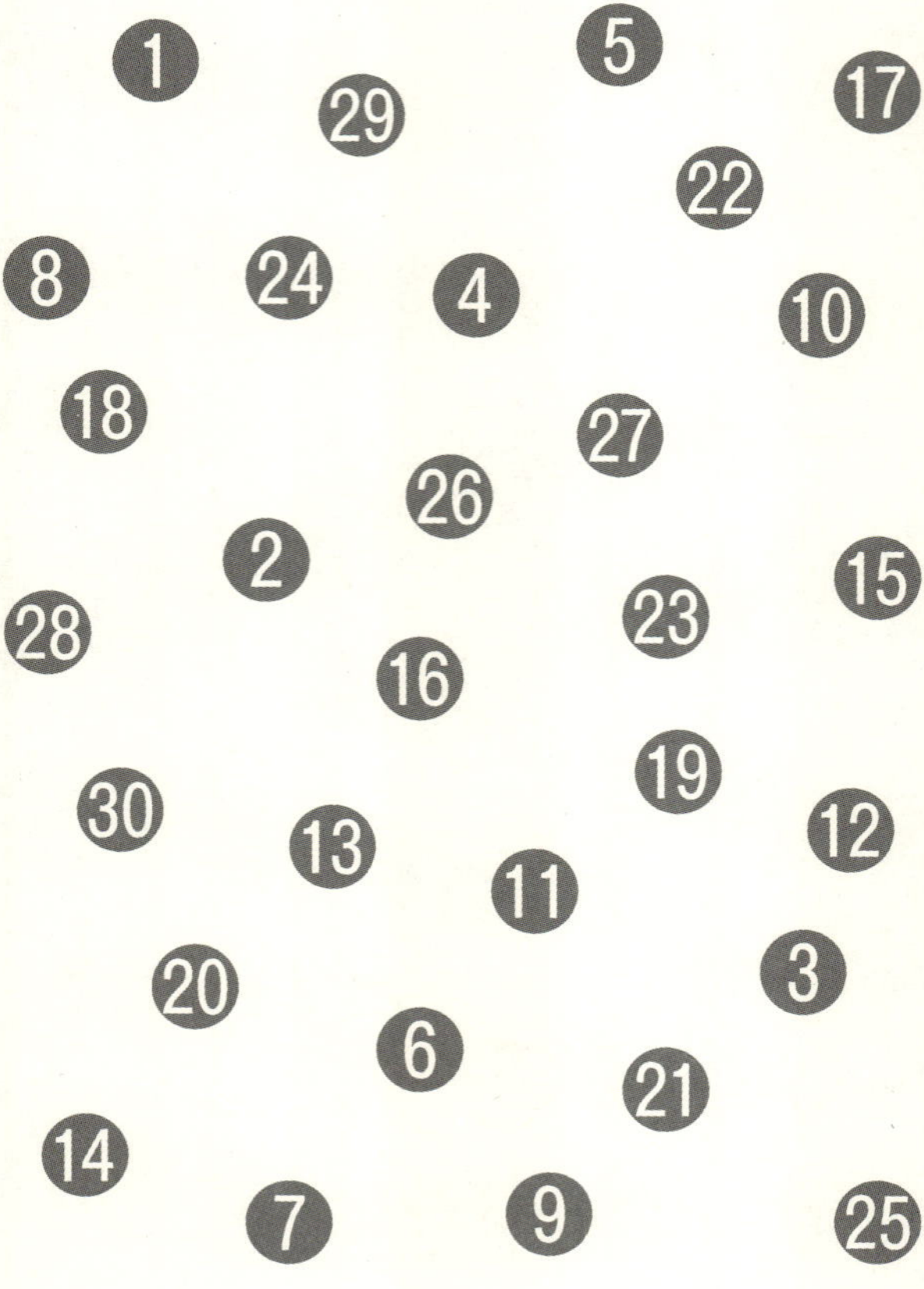
1
5
17
29
22
8
24
4
10
18
27
26
2
15
28
23
16
19
30
12
13
11
3
20
6
21
14
7
9
25

五十音探し

お す う あ
さ い ね
か し く こ ま
ち つ り も け え
と
ふ ろ ぬ を な め に
き ひ む へ は
や そ み よ の
ゆ
ら ほ
る れ ん
わ た て せ

④「弓矢のポーズ」

「弓矢のポーズ」は、**左右の眼のピントを合わせるトレーニング**です。

遠近感・立体感・距離感をつかみにくい人は、ものが二次元で見えたり、文字が二重に見える、ブレるといった現象があらわれます。

両眼で見る力を鍛えることで、**遠近感・立体感・距離感が調整されます。**①、②、③のトレーニングとあわせて行なえば、効果はさらに上がります。

●このトレーニングが特に必要な人

・本を読み続けると、文字が二重に見えてくる人。
・午後や夕方になると、眼の焦点が合わせづらくなる人。
・下りのエスカレーターや階段を下りるのが苦手な人。
・3D映像を見ていると、気分が悪くなる人。

「弓矢のポーズ」のやり方

1 片手の人さし指を顔の近く（5㎝〜10㎝）に、片手の人さし指を顔からできるだけ遠くにもっていく。左右の指は、どちらを近くまたは遠くにしてもよい。

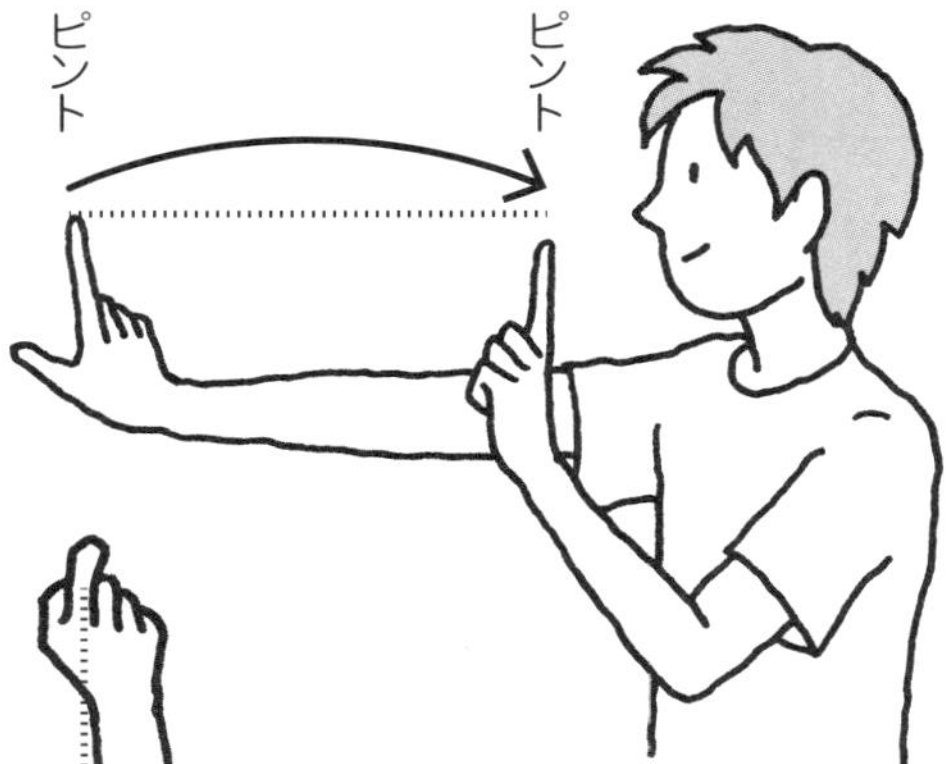

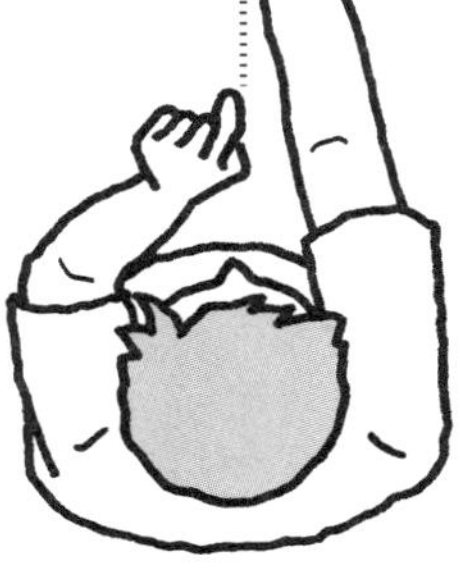

左右の人さし指が、
左右の眼の間で一直線に
重なるようにする。

2 左右の人さし指の延長線上（5mほど先）に目印を決める。たとえば5m先の人形など。
目印→奥（顔から離れた指）→手前（顔の近くの指）の順で、ゆっくりと両眼のピントを合わせる。

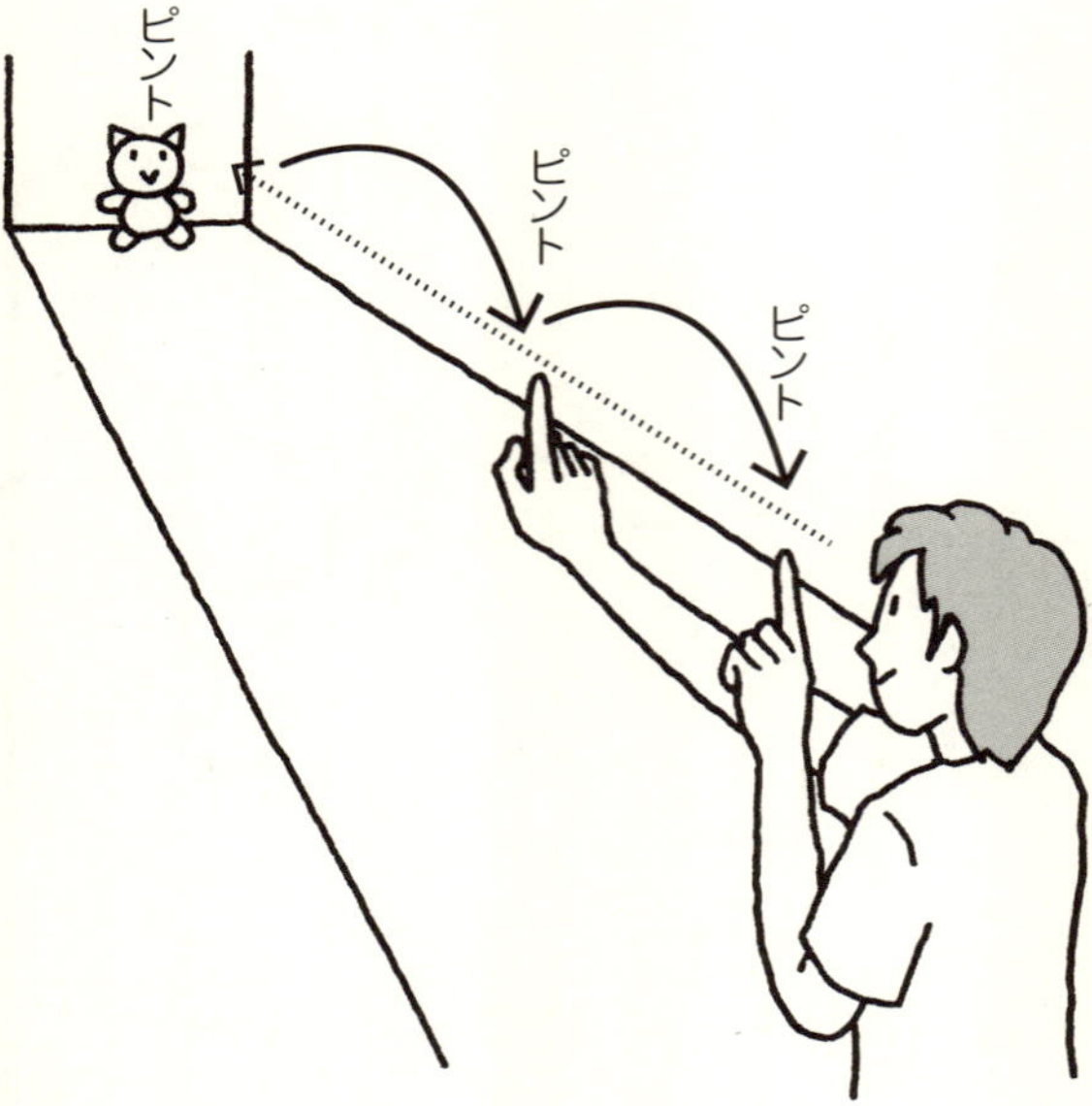

※目的の位置に焦点が合うとはっきり見えて、ほかの目印や指はぼやけて見える。目的が近くなるほど、寄り眼にしないとピントが合わないのを意識すること。所要時間は5分以内。

◎トレーニングをした後は、眼をよく休ませて

四つのトレーニングを行なってみて、いかがでしたでしょうか。

どれか一つ毎日続けられそうなものを選んで、すきま時間に実践するだけでもＯＫです。

また、これらのトレーニングで眼をじっくりと動かした後は、眼にじわ～っとした疲れを感じることがあると思います。そんなときは、よく眼を休ませてあげましょう。

照明の明るすぎないところに行って、眼を閉じて1分間ほど、ゆっくりリラックスしてください。あるいは、アイマスクをつけるだけでも疲れがとれてきます。

そのようにして、「眼をよく動かす→休ませていたわる」という習慣をもつだけで、**あなたの「眼と脳の関係」はどんどん好転していきます。**

毎日に、ほんの一工夫！こんな〝眼にやさしい習慣〟を

「脳内視力」の改善のためには、ふだんの生活のなかで眼にも脳にも負担をかけないように心がけることがとても大切です。

多くの現代人にとって、仕事でもプライベートでもパソコンなしの生活は考えられません。その他、携帯電話、スマートフォン、タブレット端末、テレビなど、朝から晩まで近くのものを見続けています。それでは眼も脳も疲労するばかり。

といっても、それらの情報機器を使わないわけにはいきませんよね。そこで日常生活における〝眼にやさしい習慣〟をご紹介します。

ポイントは、**眼の筋肉の緊張をやわらげる**こと。

「脳内視力」が弱い人は、パソコン画面などの近くを見るときに、左右の眼のピントを合わせるために強い寄り眼をしなくてはなりません。

そうすると眼のまわりの筋肉に極度のストレスがかかり、**眼から脳への情報の伝達のプロセスで〝がんばり〟を強いる**ことになります。

これから紹介する〝眼にやさしい習慣〟を先の四つのトレーニングとあわせて実践すれば、眼と脳が疲れにくくなり、体と心の健康にもつながります。

ほんのちょっとした工夫を取り入れるだけで、勉強も仕事もはかどり、生活がラクにもっと楽しく送れるようになると思いますよ。

"眼にやさしい習慣"1

意識して遠くを見る

長時間パソコン作業をしたり、携帯の画面を見続けたりすると、毛様体筋などの眼の筋肉に負担がかかります。

筋肉の緊張をゆるめるには、**「近くを見たら遠くも見る」**のが基本。近くを見るパソコン作業などをしているときは、途中で意識して「遠くも見る」ことで、眼と脳の疲労度が全然違ってきます。

仕事中や勉強中は、何時間も近くばかり見てしまいがちですが、こまめに眼の筋肉の緊張をほぐしてあげましょう。

❍ パソコン作業中は休憩を適度にはさむ

「脳内視力」の改善には、眼と脳を酷使しないことが重要です。したがって長時間のパソコン作業中は、休憩をはさむことが肝要なのです。

1時間パソコン作業をしたら、10分程度休みます。休憩時間のうち2、3分は窓の外を見てください。そのときは、できるだけ遠くの建物や看板や木々など、遠近感を認識できる景色をぼんやり眺めるのがポイントです。

❍ 置き時計や壁掛けの時計を遠くに設置する

仕事や勉強をしているときは適度に休憩をしなくてはいけないとわかっていても、ついつい何時間もパソコン画面を凝視してしまうこともあります。

そういう場合は、職場や勉強部屋の時計を遠いところに置くと、おのずと遠くを見ることになります。デスクの上に時計があると、どうしたって近くばかりを見て、眼の筋肉はカチカチに。**数メートル（できれば5メートル以上）離れた壁に掛けた時計をときどき見れば、そのたびに筋肉がやわらぎます。**

〝眼にやさしい習慣〟2

意識して眼を動かす

眼のまわりの筋肉も、全身の筋肉と同じで、「使いすぎ」も逆に「使わない」のもよくありません。全身の筋肉を鍛えるために筋トレをするときだって、上腕、胸筋、腹筋、太ももなど、まんべんなく鍛えますよね。

ところが、現代人は近くばかりを見て、眼の筋肉は緊張しきっています。強いストレスがかかったまま〝運動不足〟に陥っている、ともいえます。

そうした状態を改善するには、意識して眼を動かすこと。

たとえば通勤・通学の車中や歩いているとき、次の動作を行なうといいでしょう。

・眼を「左右↓斜め↓上下」に動かす。

・眼を「右回り↓左回り」にぐるっと回す。
・視点を「近く↓遠く↓近く↓遠く……」と変える。

四つのトレーニングと共に、毎日の通勤・通学中にこれを習慣づければ、眼のまわりの筋肉がほどよく鍛えられます。

仕事中や授業中でもイスに座ったまま、眼を動かすだけでいいので、意識して実践してみてください。

〝眼にやさしい習慣〟3
休憩時間の携帯・スマホはNG

近頃は、昼休みに携帯を見ている人が目立ちます。しかし午前中にびっしりパソコン作業をして、休み時間までも携帯を見るのはおすすめできません。

これまで述べてきたように「脳内視力」に問題があれば、脳は左右の眼の焦点を合わせるために、必死でがんばらなければなりません。

にもかかわらず、休み時間にもパソコンや携帯の画面をずっと見ていると、眼も脳も相当な負担がかかり、午後の仕事の能率が落ちてしまいます。つまり昼休みに携帯を見るということは、〝お昼の休み〟になっていないのです。

「脳内視力」が弱い人は、昼食のあとは公園などに行って、遠くの木々や植物をのんびり見て過ごしたほうがいいでしょう。

脳内視力に“やさしくする”習慣を!
たとえば仕事の休み時間……

○

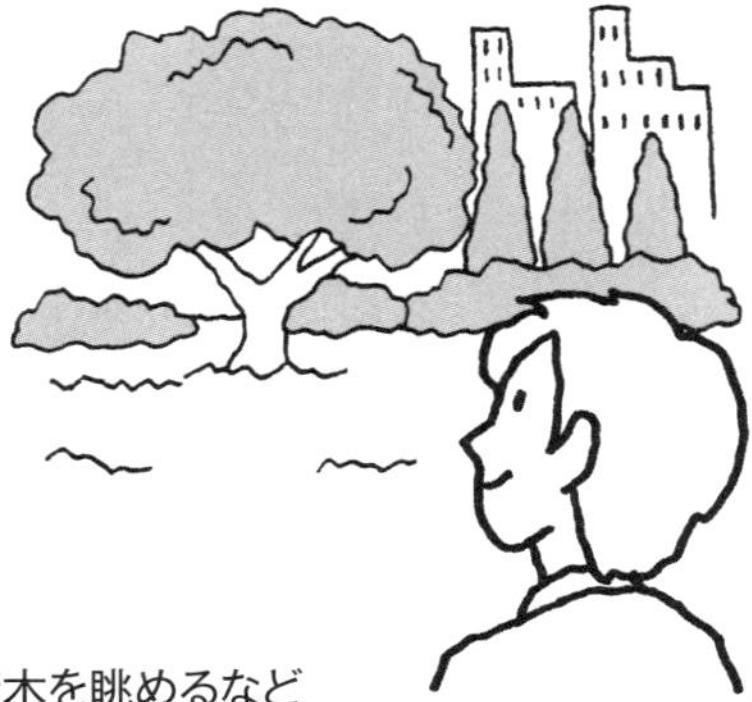

公園で木を眺めるなど
遠いところを見てのんびり

×

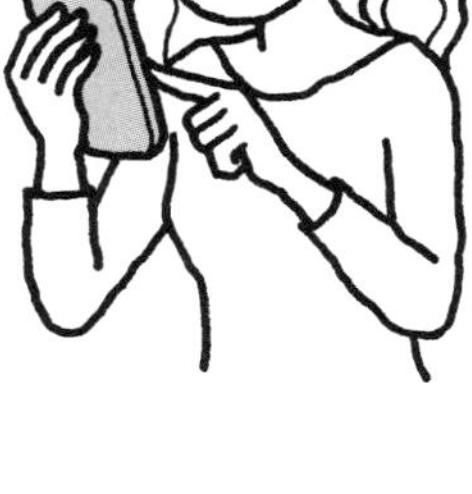

スマホで近いところを
見続ける

“眼にやさしい習慣”4

アイマスクで眼を休ませる

「脳内視力」に問題があると、起こりやすい眼の症状がドライアイ。

集中してパソコン作業などをしていると、交感神経が優位な緊張状態が続き、まばたきの回数が減ってしまいます。

すると涙の量が減ってドライアイになり、眼の疲れもひどくなります。「脳内視力」の異常はただでさえ眼の疲れを引き起こしやすいのに、そこにドライアイが加わると、しめつけられるような頭痛をともなう眼精疲労があらわれることもあります。

「脳内視力」に問題があり、なおかつドライアイの人はアイマスクをして休憩をするのがおすすめです。仕事中に「眼が疲れたな～」と感じたら、数分間アイマスクでまぶたをおおって、リラックスすることを心がけてください。

眼と自律神経を休ませる“こんな工夫”を!

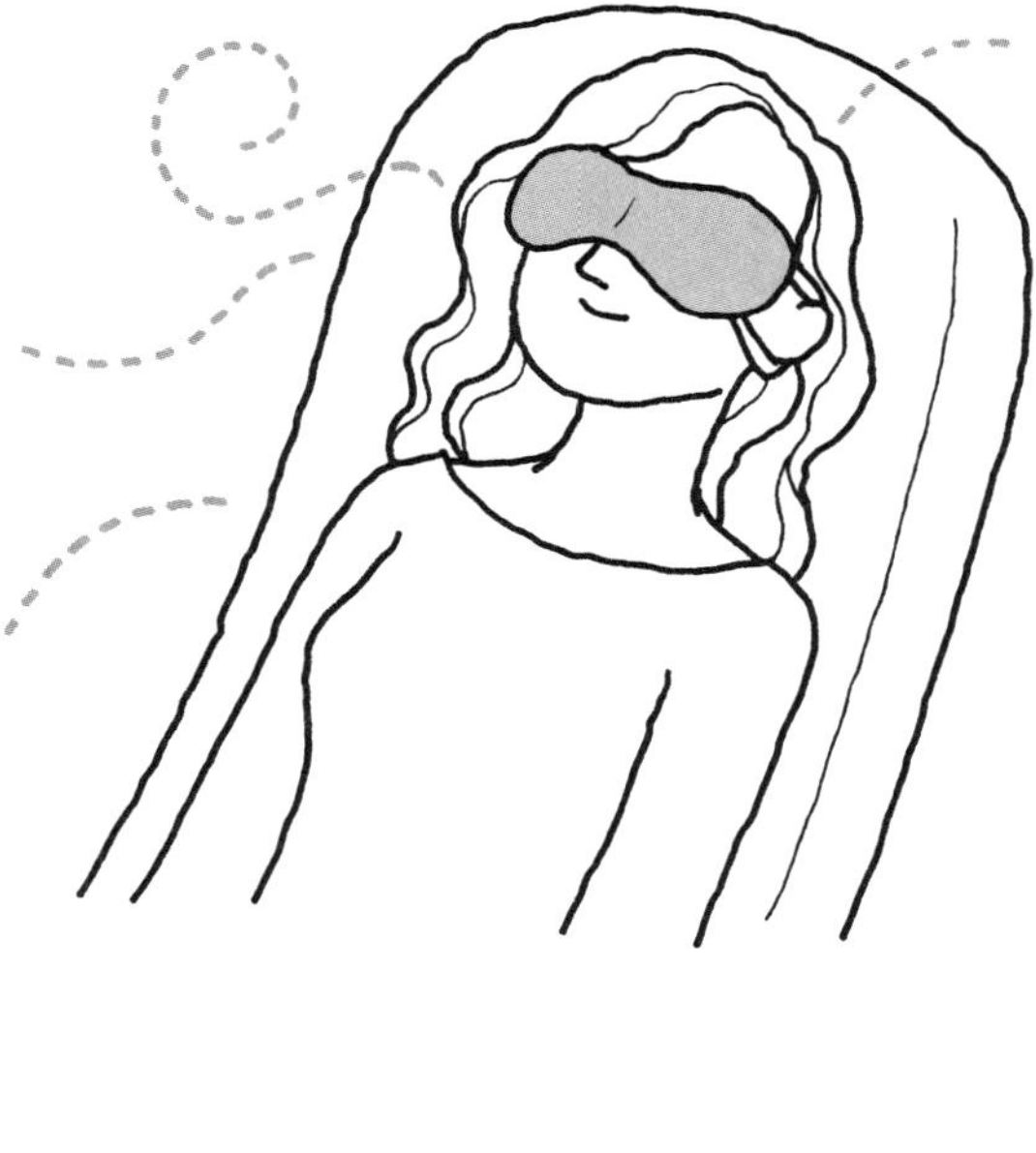

“眼にやさしい習慣”5

夜は部屋を明るくしすぎない

眼と脳の健康のためには、夜は部屋の照明を明るくしすぎないことも大事です。

特に日中、仕事で眼を酷使した日は、明るすぎる環境では眼も脳も安らげません。照明をこうこうとつけて、大型モニターのテレビもつけて、チカチカと光る画面を見てゲームなどをしたら、交感神経が優位なままに。

夜間に交感神経が作用して、副交感神経が優位にならないと、十分な睡眠がとれません。ですから、**夜眠る前には間接照明にすることで、眼も脳もリラックスできます。**

もともと人の体は、太陽が昇ったら起きて、暗くなったら寝るようにできています。夜遅い時間に照度の強いものを見たり、明るい部屋にいるのは、とても不自然なこと。その日の仕事が終わった時点から、眼と脳を休ませる準備をするべきなのです。

**夜は“眼と脳”を休ませる
リラックス時間にする**

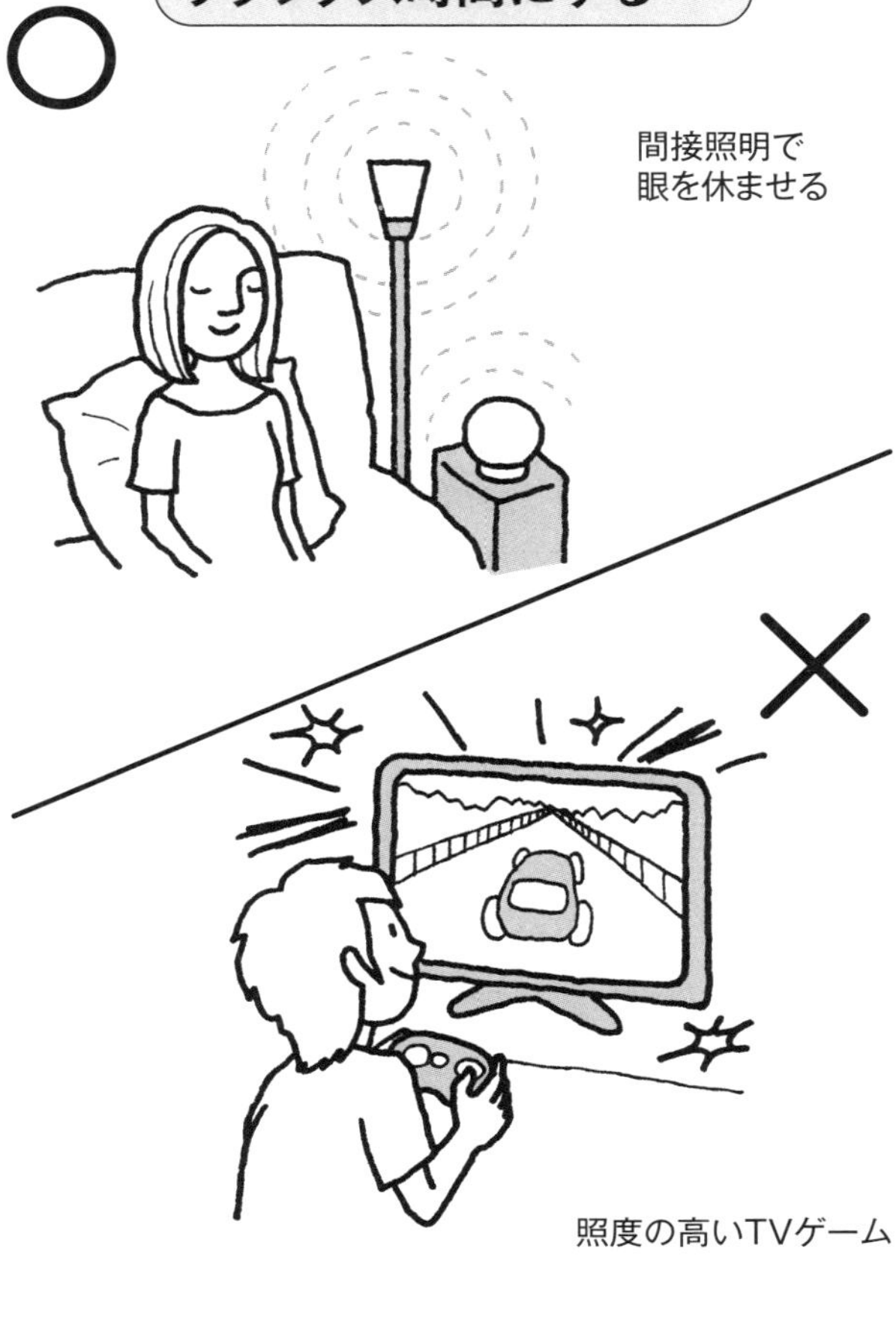

5章

〝感動の声〟、続々！
「私も〝この見え方〟で、人生が変わりました」！

――この〝奇跡〟をあなたも体験してください！

「脳内視力」がよくなった方の多くは、体にも心にも驚くような変化が起こったという報告をくださいます。

この章では、実際に〝人生が変わった〟みなさんの声をお届けします。ここでご紹介する方たちは、未来のあなたです。

頭痛から解放！　速読が身につきました！

（Tさん／20代／男性）

Tさんは、働き盛りの会社員。しかし、仕事でがんばりすぎるとすぐに疲れてしまい、「脳内視力」不足からくるつらい症状に悩んでいました。

大きな悩みは、毎日仕事でパソコンを長時間使っており、ひどい頭痛が続いていたこと。それは頭をギュッとしめつけられるような痛みだったそうです。ひどいときは食事もとれないほどで、会社から帰宅したとたん、ふとんに倒れこむのもしょっちゅう。また、肩こりも慢性化していて、整体やマッサージ通いが欠かせませんでした。

そんなTさんを心配したのが交際している彼女でした。彼女に勧められて、私のメガネ店で検査を受けることになったのです。

最初は「脳内視力の問題です」と説明してもピンとこなかったTさん。しかし、私の指導の結果、2カ月ほどで頭痛がウソのように解消したのです。

「やっぱり脳内視力だったんですね～。疲れにくくなって、睡眠時間が短くてもスッキリ起きられるようになりました。肩こりも気づけばなくなっていて、集中力が出てきました。仕事の効率も上がりましたよ！」

Tさんは笑顔で、そう報告してくれました。

また、Tさんは速読教室に通っていて、「脳内視力」が改善してからは成績が急激にアップしました。それで自信をつけて、速読の能力を活かして資格取得の勉強をスタートしたそうです。Tさんにとっての最大の効果は、体も心も疲れにくくなって、いろいろなことにチャレンジしようという積極性が出てきたことです。

さらに、「脳内視力」改善のきっかけをつくってくれた彼女とめでたくゴールイン！それまでTさんの眼からはのっぺりと見えていた彼女の顔が、生き生きと表情豊かに見え、魅力がどんどん増してきた、というのです。ノロケ半分とはいえ、「こんなに美人だったのか！」とあらためて気づいてプロポーズしたのだとか。

「夫婦二人で感謝しています！」

との、うれしい言葉をいただいています。

まさか自分が「運動オンチ」じゃなかったなんて！（Oさん／30代／男性）

「脳内視力」が弱い人のなかには、自分で「運動神経が悪い」と思い込んでいる人が少なくありません。Oさんもそんな一人。

Oさんは、動作はすばしっこく、走ることや水泳は得意なのに、球技となるとなぜかダメ。たとえばバスケットで「ボールがくるぞ、よし、とるぞ」と思った瞬間、両手の間をすり抜けて足元にボールが落ちている……。体育の授業で球技をするときは、苦痛で仕方がなかったのだそうです。

小学生のときの少年野球チームでも、ボールをとる、打つができません。自主練習に励んだりもしましたが、ちっとも上達しませんでした。「自分は運動センスがないんだ」とあきらめて、中学以降はスポーツから離れてしまいました。

やがて社会人になったOさんは、仕事のおつきあいからゴルフをしなくてはならなくなりました。しかし、得意先の人たちが楽しんでいるのに、自分だけがあまりにヘタすぎて、雰囲気を盛り下げているようで、ゴルフ場に行くのが息苦しくなるほどに。

ゴルフの予定が近づくと、ゆううつになっていたOさんは、あるとき知人の紹介で、私のメガネ店にやってきました。

検査の結果、遠近感・立体感・距離感がうまくつかめていないことが判明。そして「脳内視力」の調整をしたのち、ゴルフに行くと驚くべき変化が！

まったくダメだった斜面からのショットでさえ、別人のように的確に打てるようになったのです。

「子どもの頃からボールを使うスポーツができなかったのは、脳内視力に問題があったからだったんですね。運動オンチというわけではなかったんだ……！　衝撃の事実がわかってビックリです」

長年のコンプレックスから解放されたOさん。今ではゴルフを心から楽しめるようになり、仕事も順調にいっているそうです。

自然も景色もこんなに美しい！　この年で気づきました
（Iさん／40代／女性）


理由もなく転んだり、ぶつかったりする。

運転中にクルマをこすったり、急ブレーキをかけることがある。

パソコン作業をしたり本を読むと、疲れを感じる。


Iさんは、こうした典型的な「脳内視力」不足の兆候があらわれていました。

友人から「脳内視力」の話を聞いて、「自分に思い当たることばかり」だったIさんは、検査をしたのち改善にチャレンジしました。

約半年後「脳内視力」がすっかり正常になり、まず机の角やゴミ箱にぶつかったりつまずいたりしなくなりました。以前は何もないところで転んだりして、常に体のどこかにアザをつくっていたのに、「みんな消えました！」と喜んでくれました。

また、Ｉさんが何より感動したのは、風景がきれいに見えるようになったことです。朝起きて庭の植物を見ると、葉っぱの陰影、キラキラ輝く露など、その美しさに胸がときめいたそうです。これはみなさんが口にするのですが、

「このきれいな光景を、一生見ないままで終わらなくてよかった」

Ｉさんも、感激の面持ちでそういっていました。

最近、Ｉさんが夢中になっているのはカメラです。あまりに世界が美しく見えるので、一眼レフのカメラを購入。写真に撮ってみると、それまでは平面の写真と自分の眼で見たものは同じだと思っていましたが、まったく違うものだと気づいてすごく驚いたそうです。

Ｉさんからは、こんなメッセージをいただいています。

「今〝見る〟ことを本当に楽しんでいます。来年の春は、お花見に行くのが楽しみです。この眼で桜吹雪を見たら、どれほど美しいことでしょう。想像するだけでワクワクしています。私は、新しい人生を贈ってもらったと思っています。脳内視力の指導をしていただくようになってから、不思議といろいろなことがうまく回りだして、ひそかに松本先生を〝開運先生〟と呼んでいるくらいです」

「深視力」検査に合格。再就職の夢がかないました！（Yさん／50代／男性）

Yさんは、ご自身の事業をたたむことになり、タクシー業界に飛び込む決心をしました。ところが、タクシーの運転手になるために必要な二種免許の試験で、深視力検査に何度トライしても合格しません。

50歳を目前にして、他にこれといった資格もありません。一般企業への再就職は絶望的で、タクシーに望みをかけていたYさん。深視力検査ではねられるたびに、「目の前が真っ暗になった」そうです。

Yさんはワラにもすがる思いで、インターネットで深視力についての情報を調べ、私のホームページにたどり着き、「この人なら何とかしてくれるかもしれない」という切羽詰まった気持ちで来店されました。

私はじっくり時間をかけてYさんのカウンセリングと検査を行ない、検査用のメガネをかけてもらって、窓の外を見てもらいました。

このときのYさんの晴れやかな顔は、強く印象に残っています。

「まるで度の入っていないメガネをかけているみたいにラクなのに、よく見えます！今までつくったメガネはどれも、かけた瞬間クラッときて、長時間かけているときつい感じがしたのに。これなら検査に受かるかもしれない！」

Yさんは来店したときとうって変わって、明るい様子で帰っていきました。


メガネが完成したYさんは、さっそく試験を受けに行きました。握りしめた手が汗でベトベトになるほど緊張したそうですが、それまでつかみきれなかった画像の棒の動きがはっきりわかり、みごと一発で合格！　Yさんは思わず試験場で、「ありがとうございました！　やっと免許をとることができます」

うれしさのあまり、大きな声でお礼をいったそうです。

現在、Yさんはハイヤーの会社に就職して運転手としてがんばっています。その後、大型免許の試験にもラクラク合格したそうです。

睡眠が8時間→6時間でも十分です

（Sさん／30代／女性）

「眼球視力」がどれほどよくても「眼と脳の関係」がうまくいっていない人はたくさんいます。

Sさんも、そんな1人でした。視力は両眼とも1・5で、自分では「眼はいいほう」と信じきっていたSさん。しかし、仕事のスピードが人より遅く、夕方になると疲れやだるさを感じて、気力も落ちるという状態に悩んでいました。

あるとき私のセミナーに参加されたSさんは、「とりあえず一度眼をしっかり調べてみよう」ということで来店。詳しい検査をしてみたら、やはり右眼からの情報が十分に脳に届いていないことがわかりました。

時間をかけてカウンセリングをし、メガネの調整と眼の使い方についてアドバイスをして3カ月。Sさんには劇的な変化がいくつもあらわれました。

睡眠時間が8時間から6時間に

以前は8時間は寝ないと頭がはっきりしなかったのが、6時間睡眠でも気分よく起床。帰宅してから寝るまでの時間にゆとりができて、「早く寝なきゃ！」とあせらずに、夜のプライベートタイムを使えるようになったのだそうです。

「情報」が眼に飛び込んでくる

街を歩いていて、いろいろな情報が瞬時に頭に入るようになりました。たとえば工事現場の看板を見たら、それまではせいぜい「建物の名前」しか眼に入らず、「マンションができるんだな」という程度の認識でした。

しかし、「脳内視力」が改善してからは、いっぺんに「建設会社の社名」や「工期」なども把握できるようになり、「脳の情報処理能力がものすごく上がったような気がします！」と話しています。

記憶力がよくなった

Sさんは、多量の情報をインプットできるようになっただけでなく、取り入れた情報を記憶する能力も上がりました。「建設会社の社名」なども、覚えようと思っているわけではないのに、ちゃんと頭の中で記憶しているそうです。

❍「思考」がクリアになった

かつては目の前のことをこなすのが精いっぱいで、計画的に行動するのが苦手でした。ところが今では、何をするにも段取りを立てて動けるようになりました。ふだんの仕事にも余裕が生まれ、落ち着いて取り組んでいるそうです。

❍夜間の運転が怖くなくなった

Sさんは、夜間にクルマの運転をするのが「怖かった」といいます。視力はいいはずなのに、雨の日などは、なぜか標識や信号がはっきり見えずヒヤヒヤしていました。ところが今は、夜でも知らない道でも自信をもって運転できるように。

Sさんは、パソコン作業のスピードも格段にアップ。細かい手芸などもラクにできるようになって、仕事に趣味に毎日をイキイキと過ごしています。

小学生の息子へ――「知らずに叱っていてごめん」

（Mさん／30代／男性）

「脳内視力」について知ってもらうために、私が行なっている親子を対象とした講演会の会場に、長男のDくんの態度や行動を見かねたMさんが来られました。

Dくんは小学校4年生。お父さんのMさんは、Dくんが家で宿題や予習をやろうとしないので、いつも叱ってばかりいました。担任教師との面談では「黒板の字をノートに写そうとしない」と聞かされて、顔から火が出る思いだったそうです。

Mさんは、そんなDくんが歯がゆく、

「やる気を出しなさい」

「ちゃんと勉強をしないと偉くなれないぞ」

「他の子にできることが、どうしておまえはできないんだ」

つい頭ごなしに怒ることもしばしばありました。

無理にでも机の前に座らせて、本を読ませようとすると、Dくんはわずか数ページ読んだだけで「疲れた～」といってやめてしまいます。

「頭がグワングワンする。もうイヤだ」

そういって本を放り出してしまうDくんに、Mさんはどうすることもできず、「なんでこんなになまけ者なんだ」と、ただただ情けなく感じていました。


あるとき、奥さんを通して私の話を知り、「ひょっとしたら、うちの子も眼に問題があるのかもしれない」と思ったMさんは、「聞くだけ聞いてみよう」ということで、Dくんと一緒に講演にやってきました。

私の講演では、子どもの眼の簡易検査をして、親御さんには逆に「脳内視力」不足を体験してもらいます。両眼の焦点が合わないメガネをかけてもらって、お子さんが見ている世界はどんなものなのか、知ってもらうのです。

このとき、すべての親御さんは愕然《がくぜん》とします。視界がグワンとブレて、とてもメガネをかけていられないのです。Mさんもそうでした。

「こんなふうに見えていたのか……！　これじゃ勉強なんてできるわけがない。こんなにつらかったのか。ただなまけているだけだとばかり……。おまえのつらさをわかってあげられなくて、ごめん、ごめんな……」

お子さんをギュッと抱きしめる様子に、私ももらい泣きしてしまいます。

はじめてDくんの気持ちがわかったMさん。さっそく私はDくんのメガネの調整と日々の眼の使い方の指導をしました。

「脳内視力」が足りない子どもは、自分の脳ががんばって焦点を合わせようとしていることがわかりません。また、そのつらさを言葉で上手に説明することもできません。だから、親御さんは理解できずに叱り、子どもも「自分はダメなんだ」と自信をなくしてしまうのです。

私はMさんたちのような親子を1人でも減らすために、これからも「眼と脳の関係」にまつわる知識の普及につとめるつもりです。

すべての人が、「脳内視力」不足で悩まずにすむ日がくることを信じて――。

おわりに
あなたが自分らしい人生を歩んでいくために

最後まで読んでくださってありがとうございます。

もし、あなたの「脳内視力」が足りないことがわかったとしても、「眼と脳の関係」について知識があれば、それがふだんの生活を送る指針になります。

今できること、できないこと、がんばれること、無理をしないほうがいいことが判断でき、進むべき人生の選択が広がるのです。


私は「脳内視力」を正すメガネを提供していますが、メガネが必要だと希望される方だけにつくっています。メガネで脳内視力を矯正できるかは、個人差が大きく、すべての人がメガネによって解決するわけではありません。

軽度の「脳内視力」不足であれば、メガネに頼ることなく、まずそれを自覚することが大切です。文字を読むのが遅いのも、仕事がはかどらないのも、疲れやすいのも、球技が下手なのも、あなたの能力が足りないせいではない。そのことを知って、仕事や勉強をするにしても、余暇を過ごすにしても、最善の行動を選んでほしいのです。

近頃は、私のつくるメガネは「人生が変わるメガネ」「運がよくなるメガネ」「結婚できるメガネ」などといわれて、ごく軽度の「脳内視力」不足の人や、異常のない人まで、「メガネをつくりたい」という人が増えてきました……！

でも、繰り返しますが、私が望んでいるのは、世の中に「脳内視力」の情報が浸透すること。

「脳内視力」がいい人も悪い人も、すべての人が「眼と脳の関係によってさまざまな不調があらわれることもある」とわかっていれば、とても生きやすい社会になると信じているからです。

あなたも、ぜひご自分の「脳内視力」の状態を知って、自分らしい人生を歩んでいかれることを願っています。

松本　康

本書は、本文庫のために書き下ろされたものです。

疲《つか》れ・頭痛《ずつう》・肩《かた》こりが「脳内視力《のうないしりょく》」で治《なお》った!

著者　松本　康（まつもと・やすし）
発行者　押鐘太陽
発行所　株式会社三笠書房
〒102-0072 東京都千代田区飯田橋3-3-1
電話　03-5226-5734（営業部）03-5226-5731（編集部）
http://www.mikasashobo.co.jp
印刷　誠宏印刷
製本　宮田製本

ISBN978-4-8379-6711-8 C0177

王様文庫

特別付録

〈脳内視力〉測定キットの使いかた

キットは「赤緑メガネ」と「脳内視力チェックシート」の2つです。

1 巻末の袋とじから、赤と緑のフィルムを取り出してください。
それぞれの中央の切り込み部分を、下の図のように
かみあわせます。

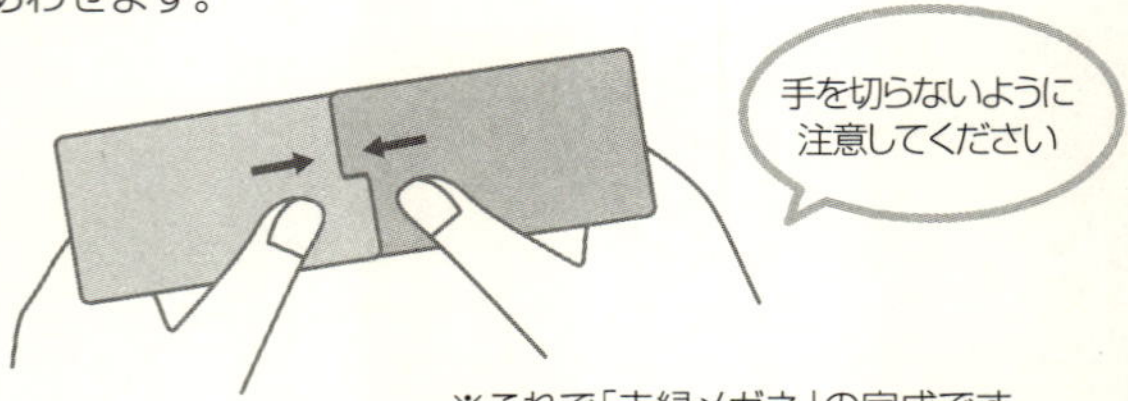

※これで「赤緑メガネ」の完成です。

2 「脳内視力チェックシート」を、キリトリ線に沿って切り離します。

3 右眼に赤、左眼に緑がくるように「赤緑メガネ」を持ち、
机上に置いた「脳内視力チェックシート」を見てください。

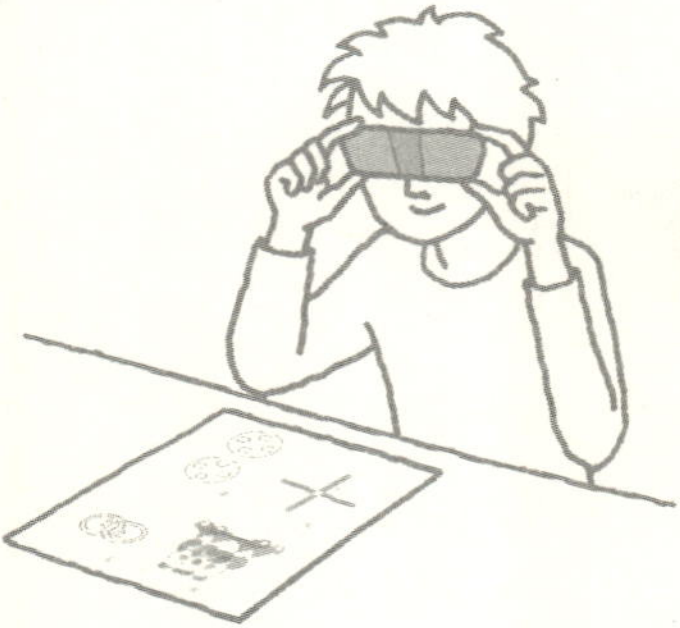

→測定結果の見方は、
本書の47ページへ!

下記のWebサイトにも、
検査方法の動画があります。

http://j-megane.com

脳内視力チェックシート

① パンダの絵

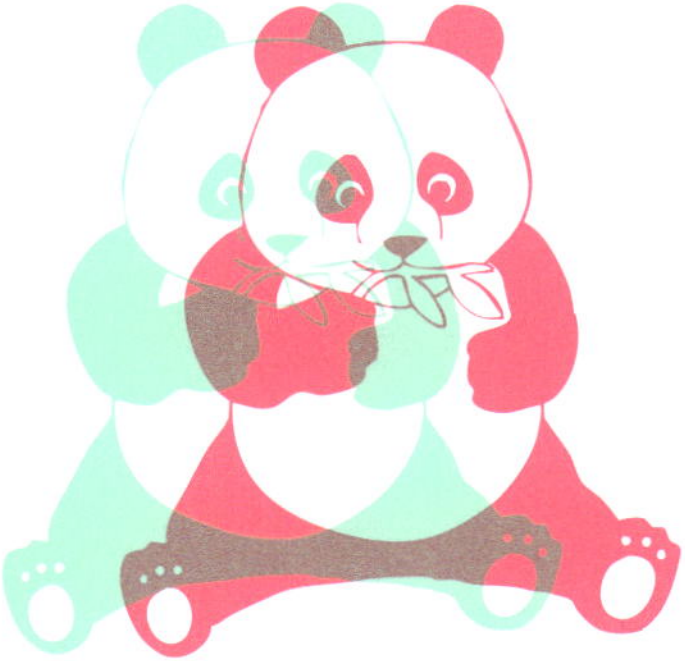

② 二つの円の絵

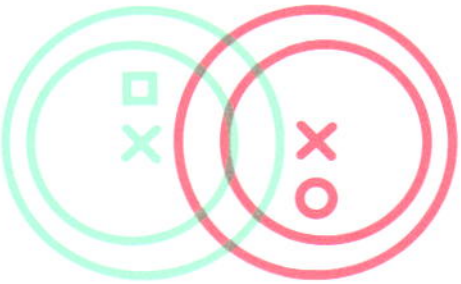

③ 十字の絵

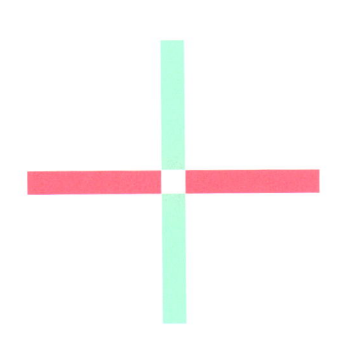

④ 四つの円の絵

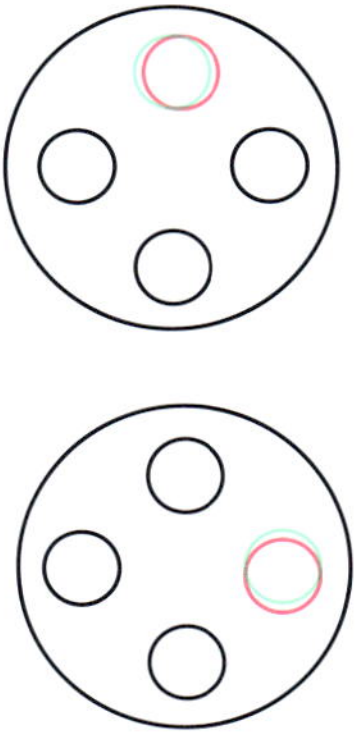

→チェック結果は、本書の47ページへ！

キリトリ線